Kohlhammer

Die Autorin

Theres Bausch-Walther ist Krankenschwester für psychiatrische Pflege und arbeitete als Stationsleiterin in der Pflege betagter Menschen. Sie erteilte Kurse und Praxisbegleitungen zum Thema »Betagte Menschen mit Verhaltensauffälligkeiten«. Sie lebt in der Schweiz.

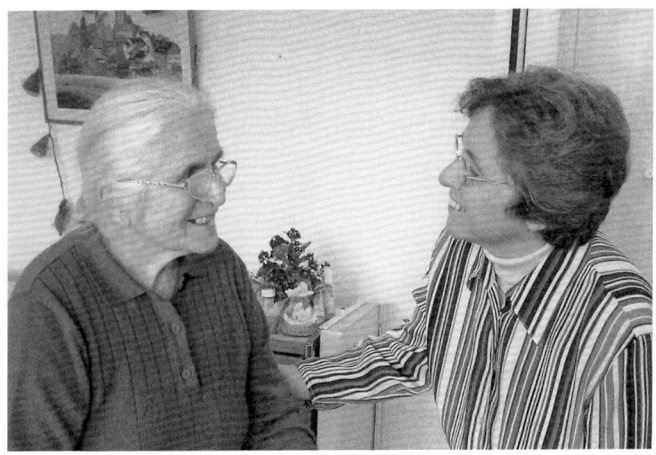

Theres Bausch-Walther mit Bewohnerin

Theres Bausch-Walther

Pflege von betagten Menschen mit Verhaltensauffälligkeiten

Verlag W. Kohlhammer

Dieses Werk einschließlich aller seiner Teile ist urheberrechtlich geschützt. Jede Verwendung außerhalb der engen Grenzen des Urheberrechts ist ohne Zustimmung des Verlags unzulässig und strafbar. Das gilt insbesondere für Vervielfältigungen, Übersetzungen, Mikroverfilmungen und für die Einspeicherung und Verarbeitung in elektronischen Systemen.

Die Wiedergabe von Warenbezeichnungen, Handelsnamen und sonstigen Kennzeichen in diesem Buch berechtigt nicht zu der Annahme, dass diese von jedermann frei benutzt werden dürfen. Vielmehr kann es sich auch dann um eingetragene Warenzeichen oder sonstige geschützte Kennzeichen handeln, wenn sie nicht eigens als solche gekennzeichnet sind.

Es konnten nicht alle Rechtsinhaber von Abbildungen ermittelt werden. Sollte dem Verlag gegenüber der Nachweis der Rechtsinhaberschaft geführt werden, wird das branchenübliche Honorar nachträglich gezahlt.

Piktogramme

 Fallbeispiel   Merke/Wichtig

 Definition   Achtung

1. Auflage 2018

Alle Rechte vorbehalten
© W. Kohlhammer GmbH, Stuttgart
Gesamtherstellung: W. Kohlhammer GmbH, Stuttgart

Print:
ISBN 978-3-17-033800-5

E-Book-Formate:
pdf: ISBN 978-3-17-033801-2
epub: ISBN 978-3-17-033802-9
mobi: ISBN 978-3-17-033803-6

Für den Inhalt abgedruckter oder verlinkter Websites ist ausschließlich der jeweilige Betreiber verantwortlich. Die W. Kohlhammer GmbH hat keinen Einfluss auf die verknüpften Seiten und übernimmt hierfür keinerlei Haftung.

Vorwort

Wenn ich es nicht selber erlebt hätte, würde ich es nicht glauben. Ich war all die Jahre immer wieder überrascht, dass oft ausgeprägte Verhaltensauffälligkeiten bei betagten Menschen während der alltäglichen Pflege wirklich rasch und unkompliziert aufgefangen werden können.

Nach einer längeren Pause in der ich ausschließlich Hausfrau und Mutter war, stieg ich wieder in den Beruf als Krankenschwester psychiatrischer Krankenpflege ein. Ich wollte eigentlich nur zum Wiedereinstieg mit betagten Menschen arbeiten, entdeckte aber bald, wie interessant der Umgang mit diesen Menschen sein kann. Ich nahm die Herausforderung gerne an, bei Menschen mit Verhaltensauffälligkeiten einen hilfreichen Weg zu finden, damit das für sie und ihre Umgebung belastende Verhalten aufgefangen werden kann.

Besonders in einem psychiatrischen Krankenheim, in dem ich die Stationsleitung übernahm, wurden mein Team und ich sehr gefordert. Zunehmend wurden in unsere Alters-Psychiatrische Abteilung auch Bewohnerinnen und Bewohner vorübergehend zur Krisenintervention verlegt. Damit die langfristig in der Abteilung wohnenden Menschen nicht durch die Patienten, welche in einer kritischen Phase vorübergehend bei uns waren, beeinträchtigt wurden, waren wir Pflegende darauf angewiesen, rasch greifende individuelle Umgangsformen mit den einzelnen Personen zu finden.

Wir konnten beobachten, dass sich bestimmte Verhaltensmuster wiederholen. Mit regelmäßiger, gezielt empathischer Pflege und empathischem Umgang, konnte belastendes Verhalten rasch und ohne vermehrten Zeitaufwand im Vergleich zu der herkömmlichen Pflege aufgefangen werden. Das war wichtig, denn für die

Kriseninterventionen stand uns kein erweiterter Zeitrahmen zur Verfügung. So entstand ein praxisnahes Pflegekonzept, das sich mit der Zeit zunehmend weiterentwickelte und vielfach bewährt hat.

Später erteilte ich über viele Jahre institutionsinterne Kurse und Praxisbegleitungen zum Thema: »Betagte Menschen mit Verhaltensauffälligkeiten«. Häufig führte ich dabei die Pflege von verhaltensauffälligen Bewohnerinnen oder Bewohnern selber aus, sodass drei bis vier Pflegende im Hintergrund ganz direkt beobachten konnten, wie ich die *Empathische Pflege* umsetzte.

Das konnte ich nur so anbieten, weil mein Konzept wirklich rasch und unkompliziert positive Veränderungen bei den betroffenen betagten Menschen erbringt.

Bei der heutigen demografischen Altersentwicklung wird erwartet, dass die Zahl pflegebedürftiger, auch dementer Menschen enorm zunehmen wird. Darunter sind auch Menschen mit Verhaltensauffälligkeiten. Wir brauchen ein Konzept, wie es in diesem Buch vorgestellt wird.

Rüti ZH, Schweiz im April 2018   Theres Bausch-Walther

Inhalt

1	Einleitung		9
	1.1	Beispiel aus der Praxis	9
	1.2	Grundsätzliches und Begriffe	12
2	Ausgangslage		15
	2.1	Verluste	15
	2.2	Vergangenes und Gegenwärtiges	16
	2.3	Bedürfnisse	17
	2.4	Lassen Bewohnerinnen es zu	23
3	Empathie		24
4	Die 12 Schwerpunkte der Emp-Pflege		31
	4.1	Empathischer Kontakt	31
		4.1.1 Augenkontakt	38
	4.2	Wahrnehmen der Stimmung	43
		4.2.1 Die Bewohnerin fühlt sich angesprochen	45
	4.3	Pflege zu Zweit	49
	4.4	Führung übernehmen	56
	4.5	Sich verbünden	63
	4.6	Mehrdeutige Antworten	67
	4.7	Anerkennen, Nachfragen	75
		4.7.1 Anerkennen, Nachfragen bei desorientierten Menschen	77
	4.8	Einladen statt anleiten	83
	4.9	Auf Äußerungen eingehen	87

	4.9.1	Auf Äußerungen eingehen bei desorientierten Menschen	95
	4.10	Drei-Sekunden-Verzögerung	100
	4.11	Konzentrierte Zuwendung	105
		4.11.1 Beiläufige Blickkontakte	114
		4.11.2 Beiläufige Blickkontakte im alltäglichen Leben	116
	4.12	Alleinsein überbrücken	118
	4.13	Zusammenfassung der 12 Schwerpunkte	121
5	Die passenden Schwerpunkte finden		125
	5.1	Wenn zwei das Gleiche tun, ist es nicht dasselbe	127
	5.2	Mehr als erwartet	132
6	Grenzen der Emp-Pflege		136
7	Wenn die passenden Schwerpunkte nicht gefunden werden		139
8	Sie haben Experten unter sich		140
9	Den Willen betagter, auch dementer Menschen respektieren		142
10	Medikamente optimal einsetzen		143
11	Bildung eines Emp-Teams		146
12	Anmerkungen		148
13	Beglaubigte Berichte		150
Stichwortverzeichnis			151
Dank			153

1 Einleitung

Empathie (tiefes Einfühlen) ist die Grundlage des Konzeptes *Empathische Pflege*, das den Ausführungen dieses Buches zugrunde liegt. Um es vorweg zu nehmen: es gelingt wohl niemandem, ununterbrochen empathisch zu sein. Wenn es in der Pflege und im alltäglichen Umgang mit betagten Menschen immer wieder gelingt, *gezielt* empathisch vorzugehen, kann sich rasch eine befriedigende Pflegesituation für die betroffene Bewohnerin, den betroffenen Bewohner und für die Pflegeperson ergeben.

1.1 Beispiel aus der Praxis

Die Erläuterung meines Konzepts *Empathische Pflege* möchte ich mit einem einfachen Beispiel beginnen. Es werden noch viele Beispiele folgen.

Beispiel aus der Praxis – Frau Bopp

Frau Bopp[1] ist dement in fortgeschrittenem Stadium, in ihre eigene Welt versunken und vollumfänglich auf die Hilfe der Pflegenden angewiesen. Bei der Pflege versteht sie oft nicht, was mit ihr passiert, verkrampft sich und jammert weinerlich.

---

1 Name geändert

Eine Pflegeperson, welche mit dem hier vorliegenden Konzept vertraut ist, wird hinzugezogen. Sie nimmt den verlorenen Blick von Frau Bopp wahr und tritt von vorne ins Blickfeld, sucht Augenkontakt und spricht fragend den Namen von Frau Bopp aus. (Warum der Name fragend ausgesprochen werden sollte, wird später erläutert; ▶ Kap. 4.1, *Empathischer Kontakt*.) Frau Bopp reagiert nicht und blickt weiterhin ins Leere. Die Pflegeperson wiederholt das Vorgehen und berührt dabei Frau Bopp am Oberarm. Die Bewohnerin wendet den Kopf ein wenig, es entsteht aber immer noch kein Augenkontakt. Noch einmal spricht die Pflegende fragend den Namen von Frau Bopp aus und berührt sie erneut am Oberarm. Jetzt erwidert diese den Blick.

Diese *sorgfältige und gezielte* Kontaktnahme hat weniger als eine Minute gedauert. Für die demente Frau macht es aber einen riesigen Unterschied, ob sie *mindestens ansatzweise verstehen kann*, dass da jemand ist, der etwas von ihr möchte. Ohne diesen Kontakt ist sie von einer Pflegehandlung überrumpelt.

Die Pflegeperson redet ruhig mit Frau Bopp und beginnt mit der Pflege. Dabei bleibt sie so oft wie möglich im Augenkontakt. Sie erwartet nicht, dass die Bewohnerin ihre Worte versteht. Die ruhige Stimme und vor allem der häufige Augenkontakt ermöglichen es aber, dass der Kontakt zwischen den beiden mindestens teilweise aufrechterhalten bleibt. Frau Bopp ist so weniger in ihrer Isolation versunken und fühlt sich dadurch auch weniger überrascht von den Pflegehandlungen. Die Pflegende arbeitet zügig (nicht hektisch), denn Zögern würde die Bewohnerin nur verunsichern. Die Momente, um erneut Augenkontakt herzustellen, nimmt sich die Pflegeperson jedoch wiederholt.

Beim Drehen verkrampft sich Frau Bopp in der Regel stark und jammert laut. Darum vergewissert sich die Pflegeperson, dass der Augenkontakt in diesem Moment wirklich vorhanden ist, zählt »1 – 2 – 3« und dreht die Bewohnerin. Das Zählen wirkt von der Stimme her wie eine Aufforderung: Vorsicht, es geschieht etwas. Damit kann die mögliche Sorge von Frau Bopp, beim Drehen gestoßen zu werden, teilweise aufgefangen werden.

Frau Bopp verkrampft sich jetzt doch. Ihre (nicht verständlichen) Worte klingen weinerlich, aber ihre Reaktion auf das Drehen ist nicht so ausgeprägt wie sonst. Die Pflegende streichelt sie kurz am Oberarm und beruhigt sie: »Frau Bopp, ich bin bei Ihnen«. Es ist die ruhige Stimme, welche dabei wichtig ist, nicht der Inhalt der Worte. Dann verrichtet sie zügig die Pflege von Rücken und Gesäß. Das Drehen ist oft einer der schwierigsten Momente in der Pflege von desorientierten Menschen. Als Frau Bopp wieder auf dem Rücken liegt, nimmt die Pflegeperson darum erneut Augenkontakt mit der Betroffenen auf, wie am Anfang beschrieben. Auch bei der Pflege der Beine sucht sie Augenkontakt. Es ist ja möglich, die Beine einzucremen und dabei ins Gesicht der Bewohnerin zu schauen.

Frau Bopp hat sich bei dieser Pflege zunehmend entspannt und einige Male gelächelt; ein großer Unterschied zu dem sonst verkrampften, jammernden Verhalten. Das ist natürlich auch für die Pflegende befriedigend.

Das Suchen des Augenkontaktes, die gezielten Berührungen zwischendurch und die ruhige Art der Pflege können den Eindruck erwecken, dass die Pflege in dieser Art besonders viel Zeit in Anspruch nimmt. Dem ist nicht so. Die Bewohnerin hat sich wesentlich weniger verkrampft. Das erspart auch Zeit. Ein Blick auf die Uhr zeigt, dass dieses Pflegen keine zusätzliche Zeit in Anspruch nahm.

Diesem ersten Beispiel werden noch viele folgen, mit jeweils unterschiedlichen, zum Teil schwerwiegenden Verhaltensauffälligkeiten.

1.2 Grundsätzliches und Begriffe

Begriffe

- Begriffe, die für dieses Konzept entwickelt wurden und im vorliegenden Buch verwendet werden, sind jeweils *kursiv* gedruckt, ebenso wie besonders wichtige Aussagen.
- Das Konzept wird in diesem Buch: *Empathische Pflege nach Bausch Theres* genannt und wird abgekürzt mit: *Emp-Pflege nach bat*, oft nur *Emp-Pflege*.
- Pflegeperson kürze ich wie üblich mit *PP* ab.

Weibliche Form

Es sind mehrheitlich Frauen, die in Institutionen für betagte Menschen wohnen und sie werden auch mehrheitlich von Frauen gepflegt und betreut. Darum habe ich beim Schreiben die weibliche Form gewählt. Selbstverständlich sind auch männliche Personen damit gemeint.

Beispiele aus der Praxis

In dieser Dokumentation sind zahlreiche Beispiele aus der Praxis beschrieben. Einige Berichte (in der zweiten Hälfte des Buches) habe ich von den entsprechenden Institutionen beglaubigen lassen. Sie sind gekennzeichnet mit: *Beglaubigte Berichte*. Die Institutionen, in welchen diese Ereignisse stattgefunden haben, sind am Schluss des Buches aufgelistet (▶ Kap. 13).

Die Daten sind so abgeändert, dass die Personen nicht erkannt werden können. Die Pflegesituationen und die Maßnahmen der *Empathischen Pflege* sind aber unverändert aus dem Pflegealltag beschrieben.

Wo kann *Emp-Pflege nach bat* angewendet werden?

Alle betagten Menschen fühlen sich wohl, wenn sie in den Genuss der *Emp-Pflege* kommen. Verhaltensauffällige und verwirrte Menschen sind besonders auf ein solches Konzept angewiesen.

Die Haltung ist entscheidend

Die in diesem Buch vorgestellten 12 Schwerpunkte der *Emp-Pflege* sind zum Teil sehr einfach, und es mag zuerst unwahrscheinlich klingen, dass damit Verhaltensauffälligkeiten wirklich aufgefangen werden können. Die beglaubigten Berichte in diesem Buch dürften jedoch überzeugen. Ausschlaggebend sind die *empathische (einfühlende) Haltung* und dass die passenden Schwerpunkte gefunden werden.

Würde und Sicherheit geben

Es ist für betagte Menschen (auch für geistig sehr abgebaute) entscheidend wichtig, dass die Pflegenden deren Gefühle wie Angst, Verunsicherung, Wertlosigkeit, Wut usw. wahrnehmen. In Praxisbegleitungen habe ich immer wieder miterlebt, dass vor allem bei der Körperpflege diese belastenden Gefühle zum Tragen kommen.

Nicht so bei der *Empathischen Pflege nach bat*. Der alltägliche Umgang und die Körperpflege werden in der *Emp-Pflege* als ideale Möglichkeit genutzt, belastende Gefühle aufzufangen und der betreffenden Person im Laufe der Pflege Werte zu vermitteln, wie Selbstwertgefühl, Sicherheit, sinnvolles Dasein usw. Ich wiederhole, es mag unwahrscheinlich erscheinen, dass vor allem der alltägliche Umgang und die Körperpflege dazu genutzt werden können, Verhaltensauffälligkeiten rasch und unkompliziert aufzufangen. Dieses Buch wird diese Möglichkeiten jedoch aufzeigen.

Regelmäßige Anwendung: *Empathisch-Pflege-Team,* abgekürzt *Emp-Team*

Für betagte Bewohnerinnen mit Verhaltensauffälligkeiten ist es wichtig, dass die *Emp-Pflege* regelmäßig (nicht zwingend täglich, jedoch fünf Mal in der Woche) gezielt angewendet wird.

Es hat sich bewährt, wenn in einer Abteilung ein *Emp-Team* von drei bis vier einfühlenden und belastbaren Pflegenden gebildet wird. Diese übernehmen abwechslungsweise die Pflege von bestimmten verhaltensauffälligen Bewohnerinnen.

Siehe auch Bildung eines *Emp-Teams* (▶ Kap. 11).

Zeitaufwand

Das Konzept wird während der alltäglichen Pflege und dem alltäglichen Umgang umgesetzt. Die Erfahrung zeigt, dass mit *keinem vermehrten Zeitaufwand* im Vergleich zu der herkömmlichen Pflege gerechnet werden muss.

Die Zeitfrage wird in dieser Dokumentation oft erwähnt aus der Überzeugung heraus, dass sich ein Pflegekonzept vor allem dann durchsetzen kann, wenn es keinen vermehrten Zeitaufwand voraussetzt.

2   Ausgangslage

2.1   Verluste

Bewohnerinnen, die in einer Institution für betagte Menschen leben, haben viele Verluste hinter sich. Der Beruf musste aufgegeben werden, Hobbys wie Wandern und Reisen wurden immer weniger möglich. Die schwere Erkrankung oder der Tod von Verwandten und Freunden musste miterlebt werden. Schließlich musste das eigene Zuhause aufgegeben werden. Die eventuelle Trennung von einem Haustier hinterlässt ebenfalls schmerzliche Lücken.

Der Rücken meldet sich schon bei geringen Belastungen oder die schmerzenden Gelenke machen immer mehr zu schaffen.

So viele Verluste! Aber das wohl Schlimmste kommt oft noch. Am meisten Angst macht es betagten Menschen, wenn sie realisieren, dass sie immer mehr vergessen, die einfachsten Gegenstände dauernd suchen müssen und nichts mehr reibungslos klappt. Diese Menschen realisieren, dass sie die Kontrolle über sich selber verlieren.

2.2 Vergangenes und Gegenwärtiges

... vermischt sich bei beginnender Verwirrung

 Beispiel aus der Praxis – Frau Gehrig

Frau Gehrig kommt in ein Alters- und Pflegeheim im mittleren Stadium ihrer Demenz. Teilweise ist sie noch orientiert, oft lebt sie aber in ihrer eigenen Welt. Durch genaues Hinhören konnte eine Situation aus ihrer Sicht evaluiert werden:

Frau Gehrig erwacht aus tiefem Schlaf. Sie überlegt (bzw. ihre nur zum Teil verständlichen Worte und Gesten ergeben Folgendes): »*Warum ist es so hell, ich lasse doch immer die Rollläden herunter? ... Und wo sind denn meine Vorhänge? Diese sind ja gelb!*«

Suchend schaut sie im Zimmer umher. »*Das ist der Gipfel, da liegt ein fremder Mensch in meinem Zimmer. So eine Frechheit!*« Erschrocken schüttelt sie den Kopf. Dann liegt sie einen Moment lang ruhig da, beginnt aber bald wieder zu reden.

»*Ach so, ich bin ja nicht zu Hause, ich bin ...??? ... Ja, wo bin ich eigentlich??? ... Bin ich im Krankenhaus oder bin ich zur Erholung hier??? ... Aber es geht mir ja schon besser. Heute gehe ich nach Hause. ... Ich rufe Brigitte (die Tochter) an.*« Frau Gehrig greift mit der Hand neben das Bett, tastet suchend umher.

»*Wo ist denn die Kommode mit dem Telefon, sie war doch immer neben dem Bett? ... Alles ist durcheinander ... Wenigstens lege ich den Schlüssel bereit, damit ich ihn dann gleich zur Hand habe.*« Sie sucht unter dem Kissen und unter der Bettdecke, findet aber nichts. »*Nein, wo ist jetzt der Schlüssel? Es ist zum Verzweifeln!*« Erneut schüttelt sie seufzend den Kopf.

Es kann hilfreich sein, eine Bewohnerin einige Minuten lang zu beobachten, um ihr gezielt helfen zu können. Mit wenig Übung gelingt es aber nach einigen Augenblicken, die Stimmung einer Bewohnerin wahrzunehmen und dementsprechend auf sie zuzugehen, wie später in diesem Buch beschrieben wird.

Es ist nicht verwunderlich, wenn Menschen, die sich so fühlen wie Frau Gehrig im Beispiel oben, oft aufgebracht sind. Vielleicht schimpfen sie viel, um den Frust loszuwerden oder beschuldigen andere, ihr Kleid gestohlen zu haben, das sie so liebten, das aber schon lange nicht mehr vorhanden ist.

Menschen in dieser Phase sind auf einen verständnisvollen, empathischen Umgang angewiesen. Die 12 Schwerpunkte, welche in diesem Buch beschrieben sind, werden das unterstützen.

2.3 Bedürfnisse

... die sich hinter Verhaltensauffälligkeiten verstecken

Ich gehe davon aus, dass alle Menschen ähnliche Grundbedürfnisse haben, nämlich:

- Wertschätzung
- Ernst-genommen-Werden
- Selbstwertgefühl
- Selbstbestimmung
- Sicherheit
- sinnvolles Dasein

Es gibt viele Gründe, warum Menschen Mankos in einigen dieser Bedürfnisse aufweisen. Sehr oft hat das mit Umständen, die sich in ihren Leben ergeben haben, zu tun. Auch reagieren verschiedene Menschen auf dieselben Umstände sehr unterschiedlich.

Es ist oft nicht möglich und aus meiner Sicht auch nicht sehr wesentlich, bei hochbetagten Menschen die Gründe von Verhaltensauffälligkeiten zu erkennen. Viel wichtiger scheint mir das Verständnis der Betreuenden, dass sich hinter der Verhaltensauffälligkeit ein bestimmtes Bedürfnis versteckt. Der Unterschied zu früheren Lebensabschnitten ist, dass hochbetagte Menschen (besonders mit beginnender Demenz) kaum mehr die Möglichkeit haben, Zusammenhänge zwischen ihrem Verhalten und der Reaktion der Mitmenschen zu erkennen.

Dafür sind sie offener, es anzunehmen, wenn Mitmenschen (z. B. Pflegende) auf ihre Bedürfnisse eingehen, welche sich hinter ihren Verhaltensauffälligkeiten verbergen.

Unterschiedliche Bedürfnisse

In einer Praxisbegleitung lerne ich an einem Tag zwei sehr verwirrte Frauen kennen. Beide reden vorwiegend in aneinandergehängten Silben, die keinen erkennbaren Zusammenhang ergeben (Neuwortbildung). Beide wehren sich massiv verbal und tätlich gegen die Pflege.

In der *Emp-Pflege* bestimmt nicht die Verhaltensweise einer pflegebedürftigen Person (in diesem Beispiel die tätliche Abwehr) das Vorgehen in der Pflege, sondern die Bedürfnisse, die sich hinter diesem Verhalten verbergen.

Bei der ersten Frau zeigt die Körpersprache Unsicherheit und Verkrampfung. Im Tonfall sind klagende und weinerliche Laute zu hören. Einzelne Worte, die verstanden werden können, bestätigen diese Beobachtung: »*Ich weiss nicht ... wo ist ... nein, das ...*« usw.

Bei der Pflege scheint diese Frau nicht zu verstehen, was mit ihr passiert, was sie sehr verunsichert. Sie braucht Sicherheit und Bestätigung. Das scheinen ihre momentanen Bedürfnisse zu sein.

Bei der zweiten Person, welche die gleichen Verhaltensauffälligkeiten zeigt wie die erste Bewohnerin, kann aus der Körpersprache Abwehr und aus dem Tonfall Empörung und Ärger wahrgenommen werden. Sie scheint nicht zu erkennen, dass sie Hilfe braucht und findet es eine Frechheit, dass etwas an ihr gemacht wird, was ihre Privatsache ist. Sie braucht Wertschätzung und möchte *ernst genommen werden.*

Das gleiche Verhalten gründet also auf ganz verschiedenen Bedürfnissen.

Auch hinter Forderungen sind tiefe Bedürfnisse verborgen

Fordernde Menschen, denen es die Pflegeperson (in der Folge PP) kaum recht machen kann, haben oft das tiefe Bedürfnis, ernst genommen zu werden und Wertschätzung zu erfahren. Mit ihren Forderungen, die an Schikane grenzen können, verhindern sie häufig genau das, was sie brauchen würden.

Erfahren diese Menschen, dass jemand wirklich mit Empathie auf ihre Bedürfnisse eingeht (die sie zwar in sich tragen, aber gar nicht bewusst formulieren können), ist ihr unbewusstes Ziel erreicht.

> Betagte Menschen können Verhaltensauffälligkeiten erstaunlich schnell ablegen, wenn sie Werte erfahren, die sie unbewusst suchen.

Ich kann sehr gut verstehen, wenn diese Aussage Stirnrunzeln auslöst.

Wie oft haben *PP* mir in Praxisbegleitungen berichtet, dass sie bei Frau X oder Herrn Y immer wieder versucht haben, auf deren vielfältigen Wünsche einzugehen. Die Betroffenen seien danach aber kein bisschen zufriedener gewesen. Meine Antwort war jeweils: *»Angenommen, Sie erfüllen alle Wünsche, die solche Bewohnerinnen äußern, (was ja aus Zeitgründen kaum möglich ist), wäre die betroffene Person danach zufrieden?«* Die Pflegenden sind sich mit mir einig, ein solches Verhalten würde diese Menschen nicht zufriedenstellen. Und doch ist es möglich, Bewohnerinnen mit sehr vielen Wünschen und Forderungen während der alltäglichen Pflege und dem alltäglichen Umgang, Zufriedenheit zu vermitteln und das ohne vermehrten Zeitaufwand.

Zur Veranschaulichung möchte ich die Pflege während einer Praxisbegleitung beschreiben, wie ich das bei den Erklärungen der verschiedenen Schwerpunkte in der Folge immer wieder tun werde.

Beispiel aus der Praxis – Frau Leitner

Frau Leitner ist orientiert und teilweise gelähmt. Sie ist auf den Rollstuhl angewiesen und hat viele Sonderwünsche. Ich informiere sie, dass ich heute mit zwei weiteren PP bei ihrer Pflege im Hintergrund anwesend sein werde, dies wegen einer Weiterbildung. Damit ist Frau Leitner einverstanden. Wir im Hintergrund verhalten uns ruhig, nehmen keinen Blickkontakt zu der Bewohnerin auf und setzen uns, weil das diskreter wirkt, als wenn drei Personen im Raum stehen. So sind die Pflegende und die Bewohnerin möglichst ungestört.

Die *PP* ist freundlich und versucht, so gut es geht, auf die vielen Wünsche von Frau Leitner einzugehen. Es scheint aber für beide keine zufriedenstellende Situation zu sein. Die Bemühungen der Pflegenden scheinen in der Luft zu verpuffen.

Für die Oberkörperpflege wird Frau Leitner mobilisiert, was zu zweit gemacht wird. Hier kann ich mithelfen. Danach übernehme ich die weitere Pflege. Ich kann ruhig und wirklich empathisch auf die verschiedenen Wünsche der Bewohnerin eingehen, denn ich weiß, sollte ich an meine Grenzen stoßen, werde ich diese auch signalisieren.

Frau Leitner kann ein wenig in der Pflege mithelfen, trotzdem leite ich sie nicht an, das Gesicht selber zu waschen, sondern lasse ihr die Wahl. Erfahrungsgemäß gehe ich davon aus, dass Bewohnerinnen, wenn sie sich gut fühlen, von sich aus aktiver werden. Ich frage also: »*Möchten Sie das Gesicht selber waschen?*« Frau Leitner verneint und sagt auch gleich, wie sie es haben will: »*Für das Gesicht soll der Waschlappen nur wenig nass sein.*«

Ich kann diese Aussage bestätigen: »*Sie mögen es nicht, wenn sie ganz nass sind im Gesicht.*«

Frau Leitner meint empört: »*Nein, wegen dem Tropfen.*«

»*Ach so*«, antworte ich. Ich drücke den Waschlappen so aus, dass sie es sehen kann und frage, ob es so recht sei. Damit ist sie zufrieden, aber die nächste Forderung ist schon da:

»*Im Gesicht diese Creme und nur ganz wenig.*«

Ich möchte ihr zeigen, dass ich sie wirklich ernst nehme, gebe wenig Creme auf die Hand und frage, ob das so recht sei.

Frau Leitner: »*Ja, aber nur Wangen und Stirn eincremen, nicht um die Augen.*«

Diese dauernden forschen Anweisungen können die PP verständlicherweise schnell an ihre Grenze bringen. Es ist nicht erforderlich, endlos auf Wünsche und Forderungen einzugehen. Wenn die PP aber darauf eingehen will, hilft es der Bewohnerin nur, wenn sie dabei erlebt, dass sie in einfühlender, empathischer Art und Weise ernst genommen wird.

Ich creme Frau Leitner also gerne nach ihrem Wunsch ein. Bald kommt die nächste Forderung: »*Zuerst die Gesichtscreme wegräumen und dann weiter waschen.*« Hier zeige ich meine Grenze und sage freundlich, aber klar: »*Ich möchte Sie zuerst fertig pflegen und Ihnen beim Anziehen helfen. Aufräumen werde ich später.*«

Da ich vorher empathisch auf Frau Leitner eingegangen bin, vermute ich, dass ihre Bedürfnisse positiv beeinflusst wurden und sie darum auch meine Grenze respektieren wird. Die alltägliche Pflege soll für sie insgesamt ja zu einer positiven Erfahrung werden (was auch für die PP angenehmer ist). Ich fahre also zügig mit der Pflege fort und informiere, dass ich jetzt den Oberkörper waschen werde. Bewusst helfe ich ihr darüber hinweg, dass ich vorhin nicht auf sie eingehen wollte, indem ich erwähne: »*Zum Eincremen des Körpers werde ich dann diese Creme nehmen.*« Dabei zeige ich auf ihre Körperlotion.

Der empathische Umgang, aber auch, dass ich mich durch ihre Forderungen nicht verunsichern lasse, kommt zunehmend positiv bei Frau Leitner an. Sie wird entspannter und freundlicher.

Im Nachhinein bespreche ich das Vorgehen mit den Pflegenden, welche bei dieser Pflege anwesend waren. Dabei berichten sie, dass Frau Leitner extrem viel, zeitweise viertelstündlich läutet und auch dann kaum zufriedenzustellen sei. Gerade jetzt ist das aber nicht der Fall. Ich bin überzeugt, dass das damit zusammenhängt, dass Frau Leitner nach dieser Pflege einfach zufriedener ist (auch wenn diese Zufriedenheit nicht für den Rest des Tages anhalten wird). Solche raschen, positiven Veränderungen sind bei zahlreichen Praxisbegleitungen zu beobachten, und wie später zu lesen ist, können die Pflegenden diese Entwicklungen auch rasch fördern.

Oberflächlich gesehen mag das alles ganz banal und selbstverständlich klingen. Es mag unwahrscheinlich erscheinen, dass mit einem solchen Vorgehen Verhaltensauffälligkeiten aufgefangen werden können. Der Umgang mit Frau Leitner war aber ganz konkret auf ihre jeweilige Gefühlslage abgestimmt, welche während dieser Pflege immer wieder wechselte.

Es ist entscheidend, ob die individuellen Bedürfnisse einer Bewohnerin in der jeweiligen Situation wirklich erkannt werden. Noch wichtiger ist die Frage: Ist der Umgang tief einfühlend, also empathisch gelungen? Das ist wohl kaum ununterbrochen möglich. Wichtig ist nicht ein permanent empathischer Umgang, sondern, dass die *PP* lernt zu unterscheiden, ob es ihr gelingt, empathisch zu sein und sie sich eingesteht, wenn das nicht gelungen ist. Wenn gezielter empathischer Umgang nach diesem Konzept häufig (nicht zwingend dauernd) angewendet wird, können Verhaltensauffälligkeiten teilweise oder sogar umfassend aufgefangen werden. Um das glaubhaft zu machen, sollen vor allem die *beglaubigten Beispiele aus der Praxis* in diesem Buch dienen.

Der oben beschriebene Umgang kann nicht selbstverständlich auf andere Bewohnerinnen mit gleichen Verhaltensauffälligkeiten übertragen werden. Es gilt zu beobachten, welche Schwerpunkte bei welchen Bewohnerinnen hilfreich sind. Hinter vielen Wünschen und Forderungen können unter anderem auch Verunsicherung und Überforderung verborgen sein, wie das Beispiel von Herrn Herbst (▶ Kap. 4.9) zeigt.

2.4 Lassen Bewohnerinnen es zu

… dass in einer Praxisbegleitung mehrere Pflegende im Raum anwesend sind?

Eine *PP* erklärt der Bewohnerin jeweils im Vorfeld einer Praxisbegleitung, dass die Pflegenden in einer Weiterbildung lernen möchten, wie sie der Betroffenen besser helfen können.

Darum können die Betroffenen, welche oft mit den Pflegenden nicht zufrieden sind, es in der Regel zulassen, dass in einer Praxisbegleitung noch weitere Personen anwesend sind.

Wenn eine Bewohnerin dies nicht zulässt, können wir manchmal durch den Türspalt das Vorgehen miterleben. Ich gehe davon aus, dass die betroffene Person im Nachhinein mit diesem Vorgehen einverstanden wäre, wenn sie erfährt, dass ihr wirklich geholfen werden kann und sie sich danach besser fühlt. In der Regel ist dieselbe Bewohnerin wegen den guten Erfahrungen im zweiten Anlauf damit einverstanden, dass weitere Pflegende im Raum anwesend sind, während sie gepflegt wird.

Wenn diese beiden Vorgehensweisen nicht möglich sind, gehen wir nur zu zweit zu der betreffenden Bewohnerin. Dann werde ich als neue Pflegende vorgestellt, die in die Pflege der Betroffenen eingeführt wird, was ja auch zutrifft.

3 Empathie

Empathie ist Voraussetzung für alle Schwerpunkte:
Sich tief einfühlen, sich in die Lage der Bewohnerin versetzen.

Empathie geht weit über Sympathie hinaus. Empathisch mitfühlen ist aus Überzeugung möglich, auch wenn das Gegenüber von Natur aus als unsympathisch empfunden wird. Es geht ausschließlich um die Gefühle des Gegenübers. Die eigene Sicht ist dabei unwichtig.

Empathisch reagieren heißt, zu versuchen, so intensiv wie möglich das nachzufühlen, was das Gegenüber fühlt und denkt. Dem Anderen das Gefühl zu vermitteln, verstanden zu werden.

Tipp

Gute Voraussetzung auch für anspruchsvolle Gespräche mit trotzenden und pubertierenden Kindern und in Konfliktsituationen allgemein.

Beispiel Empathie – Frau Cadisch

Ich habe Kaffeepause. Die Tische in der Cafeteria sind zum großen Teil besetzt.

Da sitzt ja Frau Cadisch (eine Bewohnerin). Sie ist immer so freundlich und dankbar. Sie ist nicht aufdringlich, genießt aber ein kleines Schwätzchen. Ich könnte mich einen Moment zu ihr setzen.

Das ist Sympathie (nicht Empathie).

Herr Hess sitzt am Rand der Cafeteria. Er hat sich heute geweigert, saubere Kleider anzuziehen. Sie sind schmuddelig. Waschen lassen hat er sich auch nicht. Man kann es riechen. Die Haare sind ungekämmt. Er ist oft sehr unfreundlich, ja schimpft sogar grobschlächtig, wenn eine Pflegende ihm helfen möchte.

In der Kaffeepause setze ich mich kaum zu ihm an den Tisch, denn ich will ja neue Kraft sammeln für den weiteren Dienst.

Nach der Pause kann ich mich fragen, was wohl in Herrn Hess vorgeht. Er hat heute Morgen wieder erlebt, wie Menschen den Blick abwandten, als sie ihn sahen oder ihn kurz begrüßten, sich aber an einen entfernten Tisch setzten. Was fühlt er wohl, welche Bedürfnisse verstecken sich hinter diesem Verhalten und seinem Schimpfen? Wie wäre es, wenn ich in dieser Aufmachung an seinem Platz sitzen würde?

Wenn ich mich das frage, wenn ich versuche, mich tief einzufühlen, *dann ist das Empathie.*

Es ist für Pflegende möglich, mit Bewohnerinnen in solchen und ähnlichen Situationen in einen empathischen, *für beide Teile zufriedenstellenden* Kontakt zu kommen. Dann können die Betroffenen sich auch besser helfen lassen.

Dazu soll dieses Buch beitragen.

Auf der Wellenlänge der Bewohnerin

Die Pflege ist nicht immer angenehm für die Betroffenen.

- Viele betagte Menschen können die Notwendigkeit der Pflege verstehen und sind damit einverstanden, auch wenn sie ihnen mehr oder weniger unangenehm ist.
- Andere lassen aus Höflichkeit zu, was sie nicht verstehen oder nicht für nötig empfinden.
- Wieder andere wehren die Pflege verbal oder tätlich ab.
- Alle geschilderten Personen haben etwas gemeinsam: Die Pflege ist nicht angenehm für sie.

Die *PP* ist bemüht, eine möglichst kompetente Pflege anzubieten und möchte die Bewohnerin auch dafür gewinnen oder davon überzeugen. Es dürfte schwierig sein, jemanden dazu zu bringen, etwas zu tun, das er lieber nicht möchte und ihm gleichzeitig Wohlbefinden zu vermitteln.

An kleinen Hinweisen kann beobachtet werden, wenn eine Pflegehandlung für eine Bewohnerin unangenehm ist, sie das aber nicht sagen möchte oder kann.

- Die Bewohnerin schaut von der Pflegenden weg, starrt an die Decke, auf den Boden oder ins Leere.
- Sie versucht sich zuzudecken oder zeigt andere Schamgefühle.
- Der Gesichtsausdruck ist verschlossen, abweisend oder angespannt.
- Die Bewohnerin verkrampft sich, presst die Beine zusammen oder versucht sich überall festzuhalten.
- Die Bewohnerin macht Äußerungen wie: »*So, jetzt ist das erledigt*« oder seufzt usw.

Beim *empathischen Beobachten* kann *sehr oft* festgestellt werden, dass Pflegehandlungen für die Betroffenen nicht angenehm sind.

Beispiel aus der Praxis – Frau Schwarz

Frau Schwarz ist leicht verwirrt. Bis vor kurzem hat sie sich gerne an Gesprächen beteiligt. Dann ist sie auffallend ruhig geworden. Während der Pflege verhält sie sich passiv und schaut oft von der Pflegenden weg. Die *PP* ihrerseits möchte Frau Schwarz aufmuntern. Sie redet von der Sonne, die schon wieder wärmer scheine. Bald könne man im Garten sitzen. Das hätte Frau Schwarz doch immer Freude bereitet. Die Bewohnerin gibt kaum Antwort.

Die beiden sind nicht auf der gleichen Wellenlänge. Was die *Pflegende möchte*, steht im Mittelpunkt. Das Gespräch ist nur Mittel zum Zweck.

Eine *Emp-Pflegende*, die dabei ist, kann den verlorenen Blick und die verkrampfte Haltung von Frau Schwarz beobachten. Auch hat sie gesehen, wie die Bewohnerin den Waschlappen in die Hand genommen hat, dann anscheinend aber doch nicht wusste, was damit zu tun ist. Sorgfältige Beachtung der Körpersprache wie verlorener Blick, Waschlappen in die Hand nehmen und wieder ablegen, gibt der *Emp-Pflegenden* wichtige Hinweise. Sie vermutet, dass Frau Schwarz sich nützlich machen möchte, aber überfordert ist.

Die *Emp-Pflegende* übernimmt jetzt die weitere Pflege und konzentriert sich darauf, der Bewohnerin Erfolgserlebnisse zu vermitteln. Frau Schwarz hebt den Arm hoch. Das kann die Pflegende anerkennen: »*Danke, dass Sie mithelfen.*« Auch zeigt sie der Bewohnerin, dass sie mitbestimmen kann. »*Jetzt ziehe ich Ihnen noch den Pullover an, sind Sie bereit?*« oder: »*Geht es so?*« usw. Siehe auch Schwerpunkt *Anerkennen, Nachfragen* (▶ Kap. 4.7).

Die Pflegende ist auf der Wellenlänge der Bewohnerin. Diese steht im Mittelpunkt. Was sie äußert, *auch nonverbal*, findet Beachtung. Die Pflege geschieht beiläufig.

Frau Schwarz wird schon bald aufmerksamer und hilft aktiver mit. Sie entspannt sich merklich und beginnt sogar, etwas zu reden. Die Pflegende geht empathisch auf Äußerungen der Bewohnerin ein, selbst auf nonverbale oder wenn diese nur aus einem einzigen Wort bestehen:

Frau Schwarz zuckt kurz. PP: »*Entschuldigung, ich wollte Sie nicht erschrecken.*«
Frau Schwarz: »*Schon gut.*«
PP: »*Danke für Ihr Verständnis.*«
Die PP fragt: »*Möchten Sie die Jacke?*«
Frau Schwarz: »*Ja.*«
Die Pflegende kann zeigen, dass ihr die Äußerung von Frau Schwarz wichtig ist, indem sie etwas auf das »*Ja*« der Bewohnerin erwidert: »*Dann haben sie es schön warm.*« Die Bewohnerin denkt jetzt natürlich nicht, »*nun bin ich im Mittelpunkt.*« Sie erfährt das einfach und *fühlt* sich beachtet.

> Weil die *Emp-Pflegende* der Bewohnerin vermittelt, dass es wichtig ist, was sie sagt, wird letztere ermutigt, wieder etwas zu äußern.
>
> Die *Emp-Pflegende* informiert bewusst nur mit wenig Worten über die einzelnen Pflegehandlungen und bringt auch keine eigenen Themen ins Gespräch ein. Sie konzentriert sich hauptsächlich darauf, auf die verbalen und *nonverbalen Äußerungen* von Frau Schwarz einzugehen.
>
> Ziel dieser *Emp-Pflegenden* ist es, der Bewohnerin Selbstwertgefühl und Sicherheit zu vermitteln. Dass Frau Schwarz sich zunehmend entspannt und sich vermehrt äußert, zeigt der *PP*, dass sie den passenden Umgang für die Bewohnerin gefunden hat.

Es ist nicht immer möglich, auf Anhieb den empathischen Umgang zu finden, den eine bestimmte Bewohnerin braucht, besonders weil deren Gefühlslage natürlich nicht immer gleichbleibt. Wer empathisch die Reaktionen der Bewohnerinnen beobachtet und in diesem Buch forscht, wird jedoch zunehmend den individuellen Umgang finden, den Bewohnerinnen brauchen.

Weiteres Beispiel aus der Praxis – Herr Weber

Herr Weber ist leicht verwirrt, kann sich aber unter Anleitung noch selber pflegen. Die Pflegende erklärt freundlich die jeweiligen Schritte in der Pflege, gibt den Waschlappen in die Hand oder zeigt, wo der Kamm liegt. Sie erklärt, in welche Richtung Herr Weber gehen muss und er findet tatsächlich das Wohnzimmer, wo das Frühstück serviert wird.

Das alles könnte doch sehr positiv gewertet werden. Bei aller Freundlichkeit findet der Bewohner sich aber bestenfalls in der Rolle des Hilfsbedürftigen wieder, dem Schritt für Schritt gesagt werden muss, was als nächstes geschehen soll. Im weniger guten Fall findet er sich in der Rolle, in der er gehorchen muss (was sich am nächsten Tag, als eine *Emp-Pflegende* die Pflege von Herrn Weber übernimmt, als Tatsache herausstellt).

Die *Emp-Pflegende* konzentriert sich darauf, Herrn Weber Erfolgserlebnisse zu vermitteln. Sie verwendet, ähnlich wie im vorhergehenden Beispiel, den Schwerpunkt *Anerkennen, Nachfragen* (▶ Kap. 4.7): »*So geht es gut!*«, »*Danke, dass Sie mithelfen!*«, »*Geht es so?*«, »*Sind Sie bereit?*« usw. Zudem findet sie Gelegenheiten, Herrn Weber um Hilfe zu bitten. Zum Beispiel: »*Könnten Sie mir bitte dieses Fläschchen halten, wenn ich den Rücken eincreme?*« Dann gibt sie bewusst und klar Verantwortung an den Bewohner ab, indem sie sagt: »*Bitte sagen Sie mir, wenn ich etwas nicht recht mache.*« Das gibt Herrn Weber die Gelegenheit, etwas zu äußern, was er sonst wohl kaum gesagt hätte: »*Nein, nein, das kann ich nicht, hier (in dieser Institution) muss man tun, was einem gesagt wird.*« Wer hätte gedacht, dass sich Herr Weber bei der freundlichen Anleitung des Pflegepersonals so fühlt!

Herr Weber ist kein Einzelfall

Bei Praxisbegleitungen fordere ich Bewohnerinnen manchmal auf, mir zu sagen, wenn ich etwas nicht recht mache. Wiederholt erhalte ich die Antwort, dass das nicht gehe, weil man hier gehorchen müsse oder tun müsse, was gesagt werde.

Ziel der *Empathischen Pflege* ist es *nicht*, der Bewohnerin zu helfen, sie anzuleiten (auch wenn das nebenbei so geschieht), sondern sie zu bestätigen, ihr Selbstwertgefühl zu stärken, ihr das Gefühl zu geben, ernst genommen zu werden, Sicherheit, Sinnfindung und Wertschätzung zu vermitteln. Die alltägliche Pflege eignet sich hervorragend dazu. Es ist möglich, der Bewohnerin (auch wenn sie nicht mithelfen kann) zu vermitteln, dass *sie jetzt die Hauptperson ist*.

Die Pflege in dieser empathischen Weise benötigt keinen vermehrten Zeitanspruch, denn zügiges Arbeiten vermittelt Sicherheit. Unterbrechungen und viele Erklärungen verunsichern eher.

Die 12 Schwerpunkte, die in der *Emp-Pflege* zum Tragen kommen, eignen sich individuell passend angewendet sehr gut, um während der Pflege oben erwähnte Werte zu vermitteln.

Zusammenfassung

Die alltägliche Pflege ist für viele betagte Menschen mehr oder weniger unangenehm. In der *Emp-Pflege* werden Möglichkeiten aufgezeigt, wie das notwendige Übel Pflege zur persönlichen Zuwendung und als Erfolgserlebnis für die Bewohnerin gestaltet werden kann. Wenn die Bewohnerin nach der Pflege zufrieden in den Tag starten kann, ist das auch hilfreich für die Pflegenden, die Angehörigen der betroffenen Bewohnerin und die Mitbewohnerinnen.

4 Die 12 Schwerpunkte der Emp-Pflege

4.1 Empathischer Kontakt

Bei verwirrten Menschen mit Augenkontakt, ruhiger Stimme, diskreter Berührung.

Definition

Die verwirrte Person so ansprechen, dass sie sich wirklich angesprochen fühlt.
Augenkontakt
Möglichst von vorne ins Blickfeld der Bewohnerin treten.
Stimme
Die Bewohnerin ruhig ansprechen, evtl. wiederholt (auch fragend) ihren Namen aussprechen, besonders, wenn sie am Anfang noch nicht hinschaut.
Berührung
Diskret, zum Beispiel am Oberarm oder Handrücken.

Bei wem?

Bei stark verwirrten Bewohnerinnen, die teilweise oder gar nicht mehr wissen, wo sie sind.

Wie oft?

Dringend vor jeder Pflege und wiederholt zwischen einer Pflegehandlung.

Verwirrte Personen sind innerlich oft weit weg von dem Ort, an dem sie sich äußerlich befinden. Sie wissen manchmal nicht mehr, was vor einer Minute oder vor einem Augenblick war. Auch *verstehen sie sehr häufig nicht, was mit ihnen passiert.*

Es ist möglich, dass die Pflegehandlungen bei ihnen erschreckend ankommen. Wenn sie ausgezogen werden, erleben sie das unter Umständen als grundloses »*An-ihnen-herum-Zerren*«. Beim Umlagern haben sie Angst, aus dem Bett zu fallen oder sogar gestoßen zu werden. Beim Haarewaschen können sie das Gefühl bekommen, ertränkt zu werden.

Auch das einfache »*Auf-einen-Stuhl-gesetzt-Werden*« kann, wenn jemand das nicht versteht, die Bedrohung enthalten, umgestoßen zu werden. Erst danach versteht die betroffene Person vielleicht, dass sie jetzt auf einem Stuhl sitzt. Doch der Anfang, als sie das noch nicht wusste, kann sehr erschreckend für sie sein.

Bei diesen geistig abgebauten Menschen ist es sehr wichtig, jede Pflegehandlung mit einem *Empathischen Kontakt* zu beginnen, nämlich:

- *Wahrnehmen,* in welcher Stimmung die betroffene Bewohnerin ist. Dies ist möglich, indem die Pflegende für wenige Sekunden die Bewohnerin anschaut, bevor sie ins Blickfeld der Betroffenen tritt.
- Danach ins Blickfeld treten, Augenkontakt aufnehmen und den Namen der Betroffenen *fragend und teilnehmend* aussprechen, mit der inneren Haltung: »Darf ich Sie besuchen?«, oder: »Darf ich Sie stören?« Dies im Wissen, dass die stark demente Person sich irgendwo in ihrer Welt befindet und vielleicht sehr beschäftigt, eventuell auch verängstigt ist. Sie braucht Zeit, um zu verstehen, dass da jemand zu ihr kommt.
- Wieder den Namen aussprechen und den Blickkontakt aufrechterhalten oder neu suchen.
- *Diskrete Berührung* an der Hand, am Oberarm oder an der Schulter. Am Anfang keine zärtlichen Berührungen. Später kann das eventuell passend sein. Die Reaktion der Bewohnerin lässt erkennen, ob eine Berührung passend ist oder nicht.
- Kann zu Beginn einer Pflegehandlung kein Augenkontakt gefunden werden, mit der Stimme beginnen: Aussprechen des

Namens *in fragendem Ton* und eine diskrete Berührung. Dies evtl. wiederholen.
- Kann immer noch kein *Empathischer Kontakt* hergestellt werden, sorgfältig mit der Pflegehandlung beginnen, wiederholt den Augenkontakt suchen und wieder fragend den Namen der Bewohnerin aussprechen.

Ich kann mich nur an eine sehr geistig abgebaute Bewohnerin erinnern, bei welcher ich auf diese Weise gar keinen *Empathischen Kontakt* finden konnte. Sie war so abwesend, dass man es mit einem Wachkoma vergleichen konnte, hat keine Bewegungen mehr ausführen können und auch ihr Blick war starr und bewegungslos.

Natürlich gibt es Bewohnerinnen, die den Augenkontakt meiden, nicht, weil sie so dement sind, sondern aus depressiven oder anderen Gründen. Davon wird später die Rede sein. Diese *Empathische Kontaktnahme* ist nur für Personen passend, die sich teilweise oder umfassend in ihre eigene, frühere Welt zurückgezogen haben.

Warum *fragend* den Namen der Bewohnerin aussprechen?

In Kursen führe ich oft mit einer Teilnehmerin (ich gebe ihr hier den Namen Frau Wenger) folgende Übung durch: Sie erhält den Auftrag, sich in die Kursunterlagen zu vertiefen und nicht ablenken zu lassen, wenn ich sie anspreche. Dann sage ich zu ihr: »*Frau Wenger, denken Sie, dass wir um 15 Uhr eine Pause machen sollten?*« Es fällt der betreffenden Kursteilnehmerin leicht, mich zu ignorieren, was ja auch ihr Auftrag ist. Das zweite Mal spreche ich nur fragend ihren Namen aus: »*Frau Wenger?*« Dann mache ich eine Pause. Regelmäßig höre ich danach, dass es für sie viel schwieriger war, nicht hinzuschauen. Wenn ich nach einer weiteren kurzen Pause nochmals fragend ihren Namen ausspreche, verstärkt sich der Impuls, aufschauen zu wollen.

Fragend den Namen aussprechen ist wie eine freundliche Anfrage im Sinne von: Entschuldigung, darf ich Sie stören? Demente Menschen, die in ihre Welt versunken sind, reagieren sehr oft mit Hinschauen, wenn sie so angesprochen werden.

Während der Pflege stark dementer Menschen muss beobachtet werden, ob diese sich auch wirklich *angesprochen fühlen*. Zeichen dafür sind Hinschauen, Sich-Entspannen, evtl. Lächeln. Selbst dann können sie sehr schnell wieder in ihre isolierte Gefühlswelt zurückfallen.

Es muss damit gerechnet werden, dass geistig stark abgebaute Menschen, auch wenn ein *Empathischer Kontakt* vorhanden ist, teilweise oder umfassend nicht nachvollziehen können, was an ihnen gemacht wird. Darum sind sie darauf angewiesen, dass die PP während der ganzen Pflege mit ihnen in *Empathischem Kontakt* bleibt. Das ist möglich, indem die Pflegende immer wieder Augenkontakt herstellt und die Stimme mit einfachen Sätzen hören lässt, wie:

»*Jetzt noch das Gesicht waschen … Noch abtrocknen … So geht es gut*« usw.

Es wird nicht erwartet, dass die betroffene Bewohnerin die Worte versteht. Sie hört aber die ruhige Stimme, was ihr hilft, aufmerksam zu bleiben.

Wenn sie verstehen kann, dass da jemand ist, der etwas von ihr will, und dass diese Person ihr wohlgesinnt ist, hilft ihr das wesentlich, sich zu entspannen und bei zunehmender Sicherheit die Pflege sogar als wohltuende Begegnung zu erfahren.

Eine solche Kontaktnahme ist keine Zeitfrage, erfordert aber volle und einfühlsame Aufmerksamkeit.

Die ruhige Stimme hören lassen

Die Meinung, dass mit dementen Menschen immer in vollständigen Sätzen gesprochen werden müsse, teile ich nicht. Das könnte in diesem Fall unnatürlich wirken. Zudem ist es nicht wichtig, dass Menschen bei fortgeschrittener Demenz die Worte der Pflegenden verstehen. Die ruhige Stimme kommt viel mehr an als der Inhalt der Worte. Auch braucht es kein andauerndes Reden der Pflegenden. Es ist aber notwendig, dass geistig stark abgebaute

Menschen immer wieder die Stimme der *PP* hören. Öfters habe ich miterlebt, dass Menschen, die schon längere Zeit kein Wort mehr gesprochen haben, dank diesem *Empathischen Kontakt* wieder mit dem Sprechen begonnen haben.

> **Achtung**
>
> Der *Empathische Kontakt* in dieser Weise gilt für geistig abgebaute Menschen. Für Menschen, die noch kommunikationsfähig sind, ist dieser Umgang unpassend.

Beispiel aus der Praxis – Herr Kundert
Bewohner im mittleren Stadium der Demenz

Herr Kundert ist verwirrt und weiß nicht mehr, wo er ist. Sehr häufig glaubt er, in der Firma zu sein, in der er jahrzehntelang gearbeitet hatte.

Er liegt noch im Bett, redet aber schon von den Aufträgen, die erledigt werden sollen. Die *PP* sieht, dass Herr Kundert aufstehen will und spricht ihn freundlich an: »*Guten Morgen Herr Kundert. Sie sind ja schon wach. Darf ich Ihnen beim Aufstehen helfen?*«

Herr Kundert redet weiter vom Geschäft und reagiert überhaupt nicht auf die *PP*. Sie kann das nicht einordnen. Gestern verlief die Pflege doch so gut und Herr Kundert wollte vorhin wirklich aufstehen. Es fällt kaum auf, dass der Bewohner nur flüchtig hingeschaut hat. Es fand kein wirklicher *Empathischer Kontakt* zwischen den beiden statt.

Die Pflegende versucht Herrn Kundert aufzusetzen, aber er versteift sich. Sie informiert ihn noch einmal und zeigt ihm, dass sie ihn aufnehmen will. Zur Verdeutlichung deckt sie die Decke ein wenig ab. Herr Kundert schimpft und wehrt sich.

Sehr häufig wird das auch von erfahrenen Pflegenden als unerklärlich erachtet. Herr Kundert ist eben einmal kooperativ und einmal nicht. Ist das wirklich so?

Eine *PP* mit Erfahrung in *Emp-Pflege* arbeitet mit einem anderen Bewohner im gleichen Zimmer. Sie fragt, ob sie helfen könne.

Sie nimmt teilnehmenden Augenkontakt mit Herrn Kundert auf und spricht fragend seinen Namen aus. Er schaut nur flüchtig hin, bleibt aber sehr angespannt. Die *Emp-Pflegende* versucht erneuten *Empathischen Kontakt* herzustellen, indem sie Herrn Kundert mit dem Namen anspricht und wieder in sein Blickfeld tritt. Er richtet den Blick auf sie, schaut aber abwesend, als würde er durch sie hindurchsehen. Die *PP* berührt ihn sanft am Handrücken und spricht nochmals fragend seinen Namen aus. Herr Kundert wird aufmerksam. Er schaut die Pflegende an. Er scheint zu verstehen, dass da jemand etwas von ihm will. Jetzt erklärt die *Emp-Pflegende*, dass er aufstehen kann und will ihm dabei helfen. Herr Kundert reagiert noch nicht, schaut die Pflegende aber weiterhin an. Es besteht ein wirklich guter Augenkontakt zwischen den beiden. Die Pflegende hält den *Empathischen Kontakt* aufrecht und lockt: »Kommen Sie zu mir.« Jetzt scheint er zu verstehen und hilft mit.

Die *Emp-Pflegende* hält den Kontakt zu dem Bewohner während der Pflege aufrecht. Herr Kundert gibt während dieser Pflege keinen Widerstand mehr und hilft sogar teilweise mit.

Die sorgfältige *Empathische Kontaktnahme* am Anfang der Pflege hat kaum eine Minute Zeit in Anspruch genommen, hat sich aber gelohnt, weil Herr Kundert danach keinen Widerstand mehr leisten musste. Er hat verstanden, dass da jemand ist, der etwas von ihm will und dass diese Person ihm wohlgesinnt ist. Aus seiner Sicht (Gefühlslage) hat er sich großzügig in seiner so wichtigen Arbeit stören lassen. Ein freundlicher Mensch!

Die Meinung, demente Menschen leisteten manchmal Widerstand und dann seien sie wieder kooperativ, je nach Stimmung, ist eine oberflächliche Betrachtung. Entscheidend ist nicht der gute Wille der Betroffenen, sondern ob es der *PP* gelingt, mit der betroffenen Person in einen *Empathischen Kontakt* zu treten oder nicht.

Weiteres Beispiel aus der Praxis – Frau Menne

Es war in der Zeit, als ich noch in der Langzeit-Krankenpflege arbeitete und begann, dieses Konzept zu entwickeln.

Frau Menne ist völlig desorientiert, erkennt die Angehörigen nicht mehr und scheint kaum ihren eigenen Namen zu kennen. Es braucht viel Kraft, sie zu pflegen, weil sie sich völlig versteift und sperrt.

In den ersten Tagen, in welchen ich Frau Menne pflege, finde ich nur wenig Zugang zu ihr. Als ich sie einmal abgedeckt habe, werde ich in der Pflege unterbrochen und lasse sie (unsachgemäß) ohne zuzudecken einen Moment warten. Plötzlich sehe ich, wie die völlig versteifte Frau sich selber aufsetzt, sich zudeckt und wieder hinlegt. Mir wird klar, dass die Bewohnerin nicht aus körperlichen Gründen so versteift ist, wie wir alle angenommen haben, sondern dass sie sich total unverstanden und verängstigt fühlt. Ihre Steifheit drückt eine alarmierende Abwehr und Angst aus.

Bevor ich sie weiter pflege, stelle ich einen sorgfältigen *Empathischen Kontakt* her wie folgt:

Augenkontakt herstellen, sie liebevoll anschauen und fragend ihren Namen aussprechen. Während ich den Augenkontakt aufrecht erhalte, berühre ich ihre Hand und spreche nochmals ihren Namen aus: »*Frau Menne?*« Die Bewohnerin schaut mich jetzt aufmerksam an. Ich informiere sie, dass ich ihr beim Aufstehen helfen möchte. Frau Menne bleibt aufmerksam. Ich rede ruhig weiter mit ihr, informiere sie, dass ich sie waschen möchte und decke ihren Oberkörper ab. Wahrscheinlich versteht sie meine Worte nicht, aber sie fühlt sich angesprochen und versteht, dass ich ihr wohlgesinnt bin. Auf jeden Fall sperrt sie sich viel weniger. Ruhig lasse ich sie meine Stimme hören, während ich die Bewohnerin wasche: »*So, jetzt noch gut abtrocknen ... Noch eincremen ... Geht es so?*« usw. Zwischendurch stelle ich wiederholt bewussten Augenkontakt her. Dann fahre ich zügig fort in der Pflege.

Beim »*Auf-die-Seite-Drehen*« hat sie sich immer besonders stark gesperrt. Darum achte ich sorgfältig darauf, dass der *Empathische Kontakt* vorhanden ist, informiere und drehe sie. Ihr

Atem stockt, also ist sie doch ein wenig erschrocken, aber sie sperrt sich viel weniger als früher.

Später fordere ich sie auf, aufzustehen. Natürlich kommt sie jetzt nicht selber aus dem Bett, aber sie hilft ein wenig mit. Das ist für sie und für mich ein großer Unterschied zu dem früheren extremen Sperren beim Aufsetzen.

Beim Anziehen bleibe ich weiter mit der Stimme und durch Augenkontakt mit ihr in Verbindung.

Diesmal muss ich sie beim Gehen nicht an beiden Händen ziehen, wie das üblicherweise bei ihr gemacht wird. Ich kann sie an einer Hand festhalten, gehe aber halb rückwärts, sodass ich mit ihr im Augenkontakt bleiben kann und muntere sie mit einfachen, wiederholenden Worten auf: »*So geht es gut ... Bald sind wir da.*« Frau Menne bleibt mit mir im Augenkontakt und geht die Strecke bis zur Stube langsam, aber ohne zu sperren.

Diese Pflege nimmt im Vergleich zu vorher wesentlich weniger Zeit in Anspruch, weil das extreme Sperren und Sich-Versteifen zu einem großen Teil wegfällt. Zudem ist das für die Bewohnerin und für mich viel angenehmer.

4.1.1 Augenkontakt

> Der Augenkontakt spielt eine zentrale Rolle bei der Empathischen Kontaktnahme sowie in der *Emp-Pflege* allgemein.

Wie viel Augenkontakt findet zwischen betagten Menschen, welche auf einem Stuhl oder im Rollstuhl sitzen und den Pflegenden statt? Was meinen Sie?

In Kursen beobachte ich öfters im Hintergrund und in Begleitung der Pflegedienstleiterin, wie den Bewohnerinnen das Essen serviert wird. Im Vorfeld frage ich die Pflegdienstleiterin jeweils: »Was denken Sie, wie viel Augenkontakt entsteht beim Servieren von Essen zwischen den Bewohnerinnen und den Pflegenden?« Die Angesprochenen gehen regelmäßig davon aus, dass beim Servieren wirklich viel Augenkontakt stattfindet und sind auch regelmäßig überrascht, dass dem nicht so ist.

Die Pflegenden schauen zwar auf die Augen der Bewohnerinnen, aber diese Blicke werden kaum erwidert und können oft auch gar nicht erwidert werden, weil die sitzende Bewohnerin den Hals nicht so weit drehen kann, dass sie der seitlich von ihr stehenden PP in die Augen sehen könnte.

Später im Plenum besprechen wir das folgendermaßen:
Ich fordere eine sitzende Kursteilnehmerin auf, sich vorzustellen, dass ihr Genick nicht mehr ganz beweglich sei. Der Kopf ist darum leicht nach unten geneigt. Während sie in dieser Haltung bleibt, stehe ich ihr gegenüber und führe ein kurzes, banales Gespräch mit ihr. Ich schaue natürlicherweise auf die Augen der Betroffenen, aber ihr ist es nur erschwert möglich, meinen Blick zu erwidern (sofern sie mit dem Kopf leicht nach unten gebeugt bleibt). Jetzt stellen wir uns vor, dass noch andere Einschränkungen in der Beweglichkeit des Oberkörpers, wie Rückenprobleme oder Ähnliches, dazu kommen und können beobachten, dass selbst wenn eine sitzende Person in dieser Haltung ganz bewusst ihrem stehenden Gegenüber in die Augen sehen möchte, das einfach nicht möglich ist. Nach einem weiteren, kurzen Gespräch in dieser Weise, frage ich die betroffene Kursteilnehmerin, wie es denn für sie war, mit mir zu reden, meinen Blicken aber kaum begegnen zu können. Sie erraten es sicher, dass das unangenehm und auf die Dauer deprimierend ist. Die betroffene Kursteilnehmerin sagt oft, dass sie gar nicht recht wusste, ob ich mit ihr oder jemand anderem redete.

Selbst in einem Restaurant schaut das Servierpersonal instinktiv in die Richtung der Augen des Gastes, wenn dieser von der Seite her bedient wird. Ich habe es versucht, es ist schwierig für mich, den Augen der servierenden Person zu begegnen, wenn ich sitze und diese Person neben mir steht.

In Institutionen für betagte Menschen kommt dazu, dass die Pflegenden an körperliche Einschränkungen der Bewohnerinnen gewöhnt sind. Es fällt gar nicht speziell auf, dass diese nicht mehr aufrecht sitzen und dadurch der Augenkontakt immer mehr abnimmt. Körperliche Einschränkungen sind aber nur eine Möglichkeit, warum betagte Menschen den Augenkontakt von sich aus nicht mehr oft suchen. Verluste, Schmerzen, sich einsam fühlen, auf Hilfe angewiesen sein und vieles mehr bewirken, dass Menschen den Augenkontakt weniger von sich aus suchen.

Wie wird denn der Augenkontakt hergestellt, wenn das sitzende Gegenüber den Kopf nur eingeschränkt heben kann?

Ich versuche, mit einer anderen sitzenden Kursteilnehmerin ein Gespräch zu führen, die sich ebenfalls vorstellt, in der Bewegung des Genicks eingeschränkt zu sein. Ich stehe seitlich neben ihr, neige den Oberkörper zu ihr hinunter und schaue sie beim Gespräch an. Das können Sie sich am besten vorstellen, wenn Sie es ausprobieren.

Dabei ergibt sich kein natürlicher und somit nur wenig *Empathischer Blickkontakt*. Kommt noch eine Demenz der Bewohnerin dazu, nimmt sie diese Möglichkeit kaum als wirklichen Augenkontakt wahr.

Im dritten Versuch nimmt eine weitere Kursteilnehmerin wieder die sitzende Körperhaltung mit leicht nach unten gebeugtem Kopf ein. Ich gehe in die Knie (Hocke) oder setze mich auf einen Fußschemel. Jetzt kann mir die bewegungseingeschränkte Person problemlos in die Augen schauen.

Vor einer Kollegin in die Knie zu gehen oder gar während eines Gesprächs vor ihr zu knien, wirkt unnatürlich, ja unterwürfig. Wenn das Gegenüber aber in der Kopfhaltung bewegungseingeschränkt ist oder aus anderen Gründen den Kopf oft nach unten gerichtet hat, wird dasselbe zur Möglichkeit, *Empathischen Kontakt* aufzunehmen. Eine weitere gute Möglichkeit ist es, der Bewohnerin gegenüber auf einem Stuhl zu sitzen, während ich mit ihr rede. Im Pflegealltag, natürlich auch wenn ich in Praxisbegleitungen selbst die Pflege von Bewohnerinnen ausführe, gehe ich sehr häufig für kurze Gespräche und für Pflegehandlungen bei sitzenden Bewohnerinnen in die Knie.

Gerade beim Essenservieren ist das nicht immer möglich. Im Notfall ist es besser, den Oberkörper nach vorne zu beugen, wenn ich eine sitzende Person von der Seite her anspreche, als wenn ich ganz aufrecht stehen bleibe, sodass der Augenkontakt beinahe gar nicht möglich ist. Ideal ist es, von der gegenüberliegenden Tischseite her eine Bewohnerin zu bedienen. So ist ein direkter Augenkontakt leichter möglich.

Das Essenservieren verdeutlicht, dass nicht so viel Augenkontakt zwischen Bewohnerinnen und Pflegenden stattfindet, wie angenommen wird.

Beobachten Sie doch einmal die Häufigkeit des Augenkontakts bei Ihren Kolleginnen oder noch besser bei sich selbst in Ihrem Pflegealltag in verschiedenen Situationen.

Übrigens, durch die vielen Knieübungen, welche ich in der Pflege ausübte, wurden längerfristig meine angeschlagenen Knie gestärkt! Wer jedoch aus körperlichen Gründen nicht in die Knie gehen kann, hält am besten einen Fußschemel bereit.

Ich gehe auch sehr oft in die Knie, wenn ich mit Kindern rede. Sie reagieren viel schöner, wenn wir auf gleicher Augenhöhe sind. Mit unseren zehn Enkelkindern habe ich ja genug Gelegenheit dazu!

Gespräche aus Distanz sind für Betagte weniger ein Problem, wenn das Gegenüber steht oder an ihnen vorbeigeht. Das ergibt ja einen anderen Blickwinkel als wenn jemand direkt vor einer Person steht. Auch hier finden jedoch weniger Blickkontakte statt als angenommen wird. Vielmals gehen Menschen an betagten Personen vorbei und verpassen die Chance zu grüßen, zu winken, etwas Freundliches zu sagen oder auch nur mit dem Kopf zu nicken. Uns Pflegenden mag es so vorkommen, dass wir viele Kontakte zu den Bewohnerinnen haben. Betroffene nehmen aber wahr, dass häufig Menschen an ihnen vorbeigehen, die sie nicht beachten, was für diese nicht motivierend bis deprimierend wirkt.

Die Bewohnerin aufzufordern: »*Bitte schauen Sie mich an*«, oder ihr für den Augenkontakt den Kopf zu heben, ist nicht empathisch, sondern eher ein versteckter Befehl. Es geht beim *Empathischen Kontakt* darum, dass die Bewohnerin die *PP* als wohlwollendes Gegenüber erfahren kann. In der *Emp-Pflege* liegt es ausschließlich an den Pflegenden, die passenden Schwerpunkte zu finden und niemals an der Bewohnerin, mitzumachen. Wenn die Bewohnerin sich ihren Bedürfnissen entsprechend abgeholt fühlt, ist sie gerne mit der *PP* in Verbindung und muss nicht aufgefordert werden, in irgendeiner Form mitzumachen.

Hier noch eine lustige Erfahrung: Nach einem Kursnachmittag hatten mehrere Pflegende noch auf der Abteilung Dienst. Eine Bewohnerin äußerte beim Ins-Bett-gebracht-Werden: »*Heute schauen mich alle an*«. Es war wohl ein bisschen zu viel Augenkontakt und vor lauter Üben nicht ganz empathisch. Kein Problem, mit dem Ausprobieren der Schwerpunkte können Sie kaum etwas falsch machen.

> Wenn Ihnen das noch nicht so natürlich gelingt oder nicht der passende Schwerpunkt gefunden wird, wird die Bewohnerin sich abwenden oder eine Korrektur anbringen. Wirklich schaden können Sie mit diesen Schwerpunkten nicht.

4.2 Wahrnehmen der Stimmung

Die Bewohnerin entsprechend ihrer momentanen Stimmungslage ansprechen.

Die Stimmung betagter Menschen, besonders verwirrter, kann sehr schnell schwanken. Vor einer Begegnung mit einer Bewohnerin wahrnehmen, in welcher Stimmung sich die betroffene Person momentan befindet.

Definition

Der Stimmung entsprechend empathisch (einfühlend) auf die Person zugehen.

Bei wem?

Besonders wichtig bei Bewohnerinnen mit Stimmungsschwankungen.
Bei allen Bewohnerinnen vorteilhaft.

Wie oft?

Vor jeder Begegnung in der *Emp-Pflege*.

Verwirrte Menschen können sich nicht erklären, warum so vieles, das sie einmal gut konnten, jetzt nicht mehr klappt. Sie erleben aus ihrer Sicht viele Misserfolge. Ihre Gefühle sind plötzlichen Schwankungen unterworfen. Es ist wichtig, dass die *PP* diesen Menschen so begegnen, wie sie sich momentan fühlen.

Wenn die Pflegende zuerst wahrnimmt, in welcher Stimmung die Bewohnerin ist, bevor sie diese anspricht, kostet das kaum Zeit, kann für eine positive Begegnung aber sehr wichtig sein.

Zum Beispiel Frau Gehrig

Sie liegt im Bett, ist empört, dass eine für sie fremde Person (Mitbewohnerin) in ihrem Zimmer ist und dass ihre Kommode und das Telefon nicht da sind. »*Es ist zum Verzweifeln*«, sagt sie vor sich hin, während sie nach ihrem Schlüssel sucht (▶ Kap. 2.2).

Hier werden 2 Varianten geschildert, wie die Begegnung in dieser Situation zwischen Frau Gehrig und der Pflegenden verlaufen kann:

Variante 1

Die Tür geht auf. Eine Pflegende kommt ins Zimmer und sagt freundlich: »*Guten Tag Frau Gehrig, da bin ich wieder, haben Sie gut geschlafen?*«

Die Bewohnerin denkt: »*Was will denn die hier, die hat mir gerade noch gefehlt.*«

Schon fährt die Pflegende lächelnd fort, dass sie Frau Gehrig beim Aufstehen helfen möchte.

Aufmunternd erzählt sie, dass das Frühstück schon bereit sei. Frau Gehrig freue sich doch immer auf den Morgenkaffee. Dabei schlägt sie die Bettdecke etwas zurück.

In einer anderen Gefühlslage der Bewohnerin mag dieser freundliche Umgang sehr passend sein. In diesem Moment ist Frau Gehrig aber aufgebracht und braucht Anteilnahme und Verständnis.

> So beschrieben mag das ja sehr einleuchtend sein. Im Pflegealltag passiert es aber sehr schnell, dass die Gefühlslage einer Bewohnerin nicht erkannt wird. Darum ist das *Wahrnehmen der Stimmung* vor einer Pflegehandlung so wichtig. Geschieht das nicht, kann sich das sehr negativ auf eine Begegnung mit der Bewohnerin auswirken, wie der Verlauf des Beispiels zeigt.

Empört reißt Frau Gehrig der Pflegenden die Decke aus der Hand: »*Was fällt Ihnen ein, lassen Sie mich in Ruhe!*«

Der Pflegenden war der sehr schöne Kontakt, den sie am Vortag mit Frau Gehrig hatte, noch im Bewusstsein. Frau Gehrig war am Abend so dankbar für die Hilfe gewesen. Heute Morgen ist die Bewohnerin aber in einer ganz anderen Stimmung als gestern Abend.

Variante 2

Es klopft, eine Pflegende tritt ein und schaut aus einiger Entfernung zu Frau Gehrig hin.

Die *PP nimmt wahr*, dass Frau Gehrig durcheinander ist. Fragend und ruhig spricht sie den Namen der Bewohnerin aus.

Noch keine Reaktion.

Erneut spricht sie den Namen von Frau Gehrig aus und tritt ins Blickfeld: »*Guten Morgen Frau Gehrig.*«

Frau Gehrig ist irritiert: »*Was … was … Ich will … ich …*«

Die Pflegende lässt ihr Zeit, schaut sie ernst aber liebevoll an, dann fragt sie in ruhigem, mitfühlendem Ton: »*Geht es nicht so gut?*«

> Die Pflegende kann nicht wissen, was in Frau Gehrig vorging, bevor sie ins Zimmer kam, aber sie kann *erkennen (Wahrnehmen der Stimmung),* dass die Bewohnerin durcheinander ist. Die Anteilnahme ist für Frau Gehrig spürbar und wohltuend. So kann sich die Bewohnerin eher öffnen, um sich pflegen zu lassen.

4.2.1 Die Bewohnerin fühlt sich angesprochen

> Die Bewohnerin fühlt sich angesprochen, wenn sie hinschaut, lächelt und sich leichter pflegen lässt.

Ob das *Wahrnehmen der Stimmung* und der *Empathische Kontakt* passend sind, zeigt die betroffene Bewohnerin selbst, indem sie *eine oder mehrere* der folgenden Reaktionen zeigt:

- schaut hin
- lächelt
- antwortet
- ist weniger verspannt
- ist weniger aggressiv
- macht besser mit bei der Pflege

Geistig abgebaute Menschen wissen meistens nicht, wo sie sind und was mit ihnen passiert. Oft werden solche Bewohnerinnen freundlich begrüßt und auch über die Pflege informiert. Sie fühlen sich aber oft nicht wirklich angesprochen.

Wie ist es, wenn man nicht weiß, wo man ist und nicht weiß, was mit einem passiert?

Liebe Leserin, lieber Leser, bitte versuchen Sie sich einzufühlen! Stellen Sie sich vor, Sie selbst würden Folgendes erleben:

Sie sind irgendwo. Sie wissen nicht wo. Irgendwie kommt Ihnen die Sprache bekannt vor, aber sehr oft verstehen Sie den Zusammenhang nicht, von dem was gesprochen wird. Es kommt eine freundliche, aber fremde Frau auf Sie zu und spricht Sie an. Sie verstehen nicht, was diese will. Man bringt Sie in einen anderen Raum. Sie wissen nicht warum. Da sitzen noch andere Menschen, die kennen Sie nicht. Ein Essen wird Ihnen serviert. Aber das wollen Sie jetzt gar nicht. Sie beschließen: Ich mache da nicht mehr mit. Wenn diese Leute wiederkommen und mich irgendwo hinbringen wollen, gehe ich nicht mit.

Jetzt kommen zwei Personen auf Sie zu.

Die beiden reden freundlich mit Ihnen, aber Sie verstehen den Zusammenhang nicht. Jetzt halten beide Sie an den Armen fest und führen Sie weg. Die freundlichen Worte der beiden erreichen Sie nicht in ihrer Not.

Sie werden ausgezogen. Sie geraten in Panik und schreien: *»Lasst mich in Ruhe.«*

Wieder reden die beiden in freundlichem Ton mit Ihnen, aber Sie sind so aufgebracht, dass Sie gar nichts mehr verstehen.

In Ihrer Not schlagen Sie nach diesen Leuten.

Jetzt werden Sie in Ruhe gelassen. Aber Sie wissen, die kommen wieder.

Sie wollten weglaufen, immer wieder. Aber man hat Sie geholt, immer wieder.

Was fühlen Sie dabei?

So fühlen sich Bewohnerinnen, wenn sie in ihrer Welt versunken sind und nicht verstehen, was mit ihnen geschieht.

Damit das nicht passiert, ist es dringend notwendig zu beobachten, in welcher Verfassung eine Bewohnerin ist, bevor sie angesprochen wird. Nur so ist es möglich, die Bewohnerin gefühlsmäßig dort abzuholen, wo sie sich in ihrer Welt gerade befindet. Ob der *PP* das gelungen ist, sieht sie daran, dass die Bewohnerin eine positive Reaktion zeigt, wie in der Liste oben beschrieben.

Es ist oft möglich, dass bei der *Emp-Pflege* schon in den ersten Tagen positive Veränderungen ersichtlich sind. Manchmal zeigt sich das aber nur in kleinen Schritten.

Erfolgt mehrere Tage keine positive Reaktion (wie oben aufgelistet) muss Folgendes *überdacht* werden:

- Ist ein *Empathischer Kontakt* am Anfang der Begegnung hergestellt worden?
- Sind Sie in die Knie gegangen, um der sitzenden Bewohnerin auf Augenhöhe zu begegnen?
- Hat die betroffene Person eine positive Reaktion gezeigt?
- Wird auf die momentane Stimmung der Bewohnerin eingegangen, auch wenn diese während der Pflegehandlung wechselt?
- Wird die entsprechende Pflege wirklich *empathisch* (einfühlend) und *mit voller Aufmerksamkeit* durchgeführt?
- Sind die gewählten Schwerpunkte passend für diese Bewohnerin?

Die Schwerpunkte der *Emp-Pflege* können bei Ungewissheit ruhig ausprobiert werden. Wenn nicht die geeigneten gefunden wurden oder wenn sie nicht empathisch ausgeführt werden, wird sich kaum eine positive Veränderung einstellen.

> Schaden kann man mit der *Emp-Pflege* nicht, aber geholfen werden kann den Bewohnerinnen nur, wenn die passenden Schwerpunkte gefunden wurden und wenn sie empathisch angewendet werden.

4.3 Pflege zu Zweit

Bei Bewohnerinnen mit Aggressionen oder starker Verkrampfung während der Pflege.

Definition

Menschen, die sich bei der Pflege versteifen, verkrampfen und festklammern oder sich aggressiv verhalten, optimal begleiten und betreuen. Ihnen Sicherheit vermitteln durch eine klare Arbeitsaufteilung der beiden Pflegenden.

Bei wem?

Bei Menschen, welche die Pflege als Bedrohung empfinden oder Angst haben und sich deshalb nicht pflegen lassen wollen. Oft demente Menschen, kommt aber auch bei nicht dementen Menschen vor.

Wie oft?

Möglichst bei jeder Pflege, solange die Verhaltensauffälligkeit anhält.

Es gibt Menschen (meist demente), die sich bei der Pflege teilweise oder immer stark verkrampfen, versteifen oder überall festklammern. Andere reagieren mit Aggressionen, sie schreien, schimpfen oder schlagen nach den Pflegenden.

Es ist eine sehr große Herausforderung, sie zu pflegen. Auf der anderen Seite stellt sich die Frage, was diese Menschen durchmachen, dass sie sich so wehren?

Bewohnerinnen mit solchem Verhalten brauchen es auf jeden Fall, dass die PP, bevor sie mit der Pflege beginnt, mit den Betroffenen *Empathischen Kontakt* aufnimmt: Dieser Kontakt sollte möglichst während der ganzen Pflege aufrechterhalten oder immer wieder neu gesucht werden.

Können die Aggressionen oder das Sperren und Klammern mit *Empathischem Kontakt* nicht aufgefangen werden, ist es erforderlich, dass diese Menschen für eine Zeit lang zu zweit gepflegt werden. Eventuell sind es lediglich einzelne Pflegesequenzen wie die Intimtoilette, das Auf-die-Seite-Drehen oder Mobilisieren, welche zwei Pflegende erfordern.

Ob sich die betreffende Person dabei verstanden oder übergangen fühlt, oder bestimmte Pflegehandlungen sogar als Übergriff wahrnimmt, hängt neben dem empathischen Umgang entscheidend von der Arbeitsauteilung der beiden Pflegenden ab.

Betreuende Pflegende

Demente Menschen sind darauf angewiesen, dass sie sich auf eine einzige Person konzentrieren können. Gleichzeitiger Kontakt mit zwei oder mehreren Personen verunsichert sie. Die *Betreuende Pflegende* übernimmt also ausschließlich die Betreuung der Bewohnerin und hilft bei der Pflege nur in den Momenten mit, in denen das unbedingt erforderlich ist, z. B. drehen, mobilisieren.

Sie setzt folgende Schwerpunkte während der Betreuung um:

- *Wahrnehmen der Stimmung,* empathisch darauf eingehen. Die Stimmung kann während der Pflege mehrmals und sehr schnell wechseln.
- *Empathischer Kontakt*, Augenkontakt aufnehmen, fragend den Namen der Bewohnerin aussprechen, eventuell wiederholt. Geistig abgebaute Menschen orientieren sich mehrheitlich am Tonfall und können durch die Worte, die sie hören, aufmerksamer werden.
- *Sich verbünden*: Gefühle bestätigen: *»Das ist sicher sehr unangenehm ... Ist es ganz schlimm für Sie?«* (▶ Kap. 4.5, *Sich verbünden*).
- Dazwischen erneut fragend den Namen der Bewohnerin aussprechen. Oft Augenkontakt herstellen.

Die *Betreuende Pflegende* ist für den verständnisvollen empathischen Umgang mit der Bewohnerin zuständig.

Handelnde Pflegende

Die *Handelnde Pflegende* führt ausschließlich die Pflegehandlungen aus. Sie arbeitet zügig vorwärts und pflegt (außer Begrüßung) keinen Kontakt mit der Bewohnerin, was am Anfang auf diese *PP* befremdend wirken kann. Sie ist sozusagen die dritte und vierte Hand der *Betreuenden Pflegenden*.

Beispiel aus der Praxis – Herr Ernst

Herr Ernst ist dement in fortgeschrittenem Stadium. Er ist innerlich sehr isoliert, so dass er mit Worten oft kaum erreichbar ist. Selber äußert er sich häufig mit Neuwortbildungen. Die Pflege, besonders die der Intimtoilette, wehrt er vehement ab. Aus dem wütenden Schimpfen heraus können Worte verstanden werden wie: »*Geh weg ... nein ... nicht*« und grobe Schimpfworte. Er klammert sich an seinen Kleidern oder der Decke fest oder stößt die *PP* weg. Er wird zu zweit gepflegt.

Bei einer Praxisbegleitung lerne ich Herrn Ernst kennen. Ich übernehme die Rolle der *Betreuenden Pflegenden*.

Ich trete in sein Blickfeld und spreche fragend seinen Namen aus. Während ich im Augenkontakt mit Herr Ernst bleibe, wechseln wir einige Worte. Seine Aussagen verstehe ich nicht, aber ich kann dem Tonfall entsprechend darauf eingehen (▶ Kap. 4.6, *Mehrdeutige Antworten*). Die Bettdecke nehme ich nur so wenig wie notwendig weg, um ihm das Gefühl der Bettwärme zu erhalten.

Die *Handelnde Pflegende* kann jetzt mit der Pflege beginnen. Herr Ernst schaut in ihre Richtung und schimpft. Ich suche wieder den Blickkontakt, rede mit einfachen Worten und führe seine Hand an mein Handgelenk, damit er sich an mir festhalten kann. Dabei ist es wichtig, dass ich mit ihm im Kontakt bleibe. Es ist besser für ihn, sich an mir zu halten, als sich an Kleider und Bettdecke zu klammern. Ohne *Empathischen*

> *Kontakt* bestünde jetzt die Gefahr, dass er sich für mich schmerzhaft an meinen Arm klammert. Mit dem *Empathischen Kontakt* versteht er, dass ich helfend bei ihm bin, dass er an mir, seinem Gegenüber, Halt findet.

Das ist eine Erfahrung, die ich häufig mache bei Menschen, die sich an Kleidern, Gegenständen und am Arm der Pflegenden festklammern. Meistens weicht die *PP* so gut es geht aus, weil diese Klammergriffe sehr schmerzhaft sein können. Das trifft dann zu, wenn kein *Empathischer Kontakt* zwischen der Pflegenden und dem Bewohner besteht. Mit *Empathischem Kontakt* erfährt der Bewohner das, was er braucht, nämlich ein wohlwollendes Gegenüber, das er auch als solches wahrnimmt. Er findet am Handgelenk der *PP* Halt, ohne dass er sich festklammern muss.

Die *Handelnde Pflegende*, wäscht jetzt den Oberkörper von Herrn Ernst. Manchmal schimpft der Bewohner heftig. Ich kann verstehen, dass diese Handlungen nach seiner Wahrnehmung sehr ärgerlich sind. Darum kann ich ihn im Schimpfen bestätigen. Das klingt so, wie wenn zwei Menschen miteinander über eine Drittperson oder eine Sache schimpfen. Ich antworte im gleichen Tonfall wie er schimpft: »*Das wollen Sie nicht ... Das ist der Gipfel, nicht wahr*« usw. (▶ Kap. 4.5, *Sich verbünden*). Dann ist er wieder mit mir im »*Gespräch*«, meistens mit Neuwortbildungen. Ich orientiere mich erneut an seinem jeweiligen Tonfall. Wenn es für kurze Zeit so klingt, wie wenn er etwas erzählen will, kann ich das bestätigen mit: »*Ach so ist das*« oder »*Genau*«.

Auch wenn ich ihn vom Intellekt her nicht verstehe, kann ich ihn doch in seinen rasch wechselnden Gefühlslagen ernst nehmen, denn es ist mir wichtig, ihm zu zeigen, dass ich jetzt wirklich bei ihm bin. Ich bestätige ihn auf der Ebene, die für ihn offen bleibt, nämlich in seiner Welt, in seiner momentanen Gefühlslage. So kann er erleben, dass jemand bei ihm ist, wenn er sich bedroht fühlt. Das denkt er natürlich nicht, aber er kann das fühlen. Kurze Zeit danach schimpft er wieder und ich unterstütze ihn erneut darin: »*So was Blödes, nicht wahr*« usw.

Die Möglichkeit, mit kleinen Hilfsmitteln Wohlbefinden zu vermitteln, sollte bei der *Emp-Pflege* unbedingt ausgeschöpft werden. Dazu gehört, dass der Oberkörper des Bewohners für die Intimtoilette mit einer kleinen, flauschigen Decke zugedeckt wird. Das wärmt ihn viel besser als ein Badetuch, das häufig zum Zudecken verwendet wird, sich aber kühl anfühlt.

Zu Beginn der Intimtoilette lässt Herr Ernst meinen Arm los und will nach mir und der zweiten *PP* schlagen. Jetzt halte ich ihn an seinen Handgelenken fest, suche erneut Augenkontakt und gehe weiterhin verbal auf seinen Tonfall ein. Damit unterstütze ich ihn in seinen Gefühlen. Er versteht zumindest teilweise, dass er in dieser für ihn besonders schwierigen Lage nicht allein gelassen wird. Erneut finde ich *Empathischen Kontakt* zu ihm. Er beruhigt sich und spricht jetzt mit klagendem Ton zu mir, was mir wiederum die Möglichkeit gibt, im gleichen, jetzt klagenden Tonfall zu antworten: »*Ist es so schlimm für Sie ... Das ist grässlich, nicht wahr*«. Auch kann ich ihn jetzt, wo er klagt, trösten: »*Bald ist es vorbei ... ich bin bei Ihnen*«. Jetzt scheint eine Veränderung in ihm vorzugehen. Die Intimtoilette geht weiter, was für ihn immer das Schlimmste der Pflege ist. Er aber ist im Augenkontakt und Gespräch (mit Neuwortbildungen) mit mir. Was die *Handelnde Pflegende* tut, scheint nicht mehr so relevant für ihn zu sein. Er scheint gefunden zu haben, was er braucht, nämlich ein Gegenüber, dem er vertrauen kann und das ihn nicht alleine lässt, wenn er Hilfe am dringendsten braucht.

Damit sage ich nicht, dass in einer weniger empathischen Pflege, die *PP* dem Bewohner nicht helfen möchten. Wenn aber kein *Empathischer Kontakt* zwischen ihr und einem stark verwirrten Bewohner stattfindet, ist es möglich, dass der Bewohner sich durch die Pflege völlig übergangen, bei der Intimtoilette sogar vergewaltigt fühlt. Unter diesem Gesichtspunkt wird eine starke Abwehr verständlich.

Jetzt sollte Herr Ernst gedreht werden und zwar auf die Seite, auf der die *Betreuende Person* steht. Um ihm möglichst viel Halt zu geben, nehme ich ihn (unter seinem Körper) um seine Schulter fest in den Arm. Meine zweite Hand ist frei, um bei der Drehung mitzuhelfen. Damit er weniger erschrickt, zähle ich »*Eins, Zwei, Drei*« und gehe während der Drehung in die Knie, sodass ich immer im Augenkontakt mit ihm bleiben kann. Beim Waschen von Rücken und Gesäß und der übrigen Pflege danach leistet Herr Ernst kaum noch Widerstand. Er hat verstanden (in seiner Gefühlswelt, nicht im Denken): Da ist jemand bei mir und diese Person hilft mir (in seiner Not, nicht in der Pflege).

Herr Ernst wurde auch bisher wegen seiner heftigen Abwehr zu zweit gepflegt. Bei der Pflege, wie oben beschrieben, leistete der Bewohner aber wesentlich weniger Widerstand. Darum nahm diese empathische Pflege, mit klarer Aufteilung der Rollen der Pflegenden, weniger Zeit in Anspruch im Vergleich zu der bisherigen Pflege von Herrn Ernst und war natürlich angenehmer für den Bertoffenen und die Pflegenden.

Nach wenigen Wochen erhalte ich einen Bericht von den Pflegenden, die bei dieser Praxisbegleitung dabei waren und Herrn Ernst jetzt abwechselnd pflegen. Sie berichten, dass der Betroffene ruhiger ist und dass die Pflege meistens unproblematisch verläuft.

Kritische Stimmen

Der Bewohner oben wehrt sich, klagt, schimpft und schlägt. Die Pflegende zeigt, dass sie ihn versteht und ihm ein wohlwollendes Gegenüber ist, lässt aber doch zu, dass das passiert, was er nicht will. Wird er so hintergangen?

Das möchte ich an einem Erlebnis erläutern. Unsere Tochter Rahel musste wegen einer Allergie desensibilisiert werden. Bei ihr geschah dies mit Allergenen, die unter die Haut gespritzt wurden. Dies wiederholte sich wöchentlich, über längere Zeit. Schon dass Rahel gestochen wurde, hat ihr als Kind Angst gemacht. Der Arm war zudem im Nachhinein geschwollen und schmerzte empfindlich. Natürlich fürchtete sie diese Behandlungen sehr. Als Mutter begleitete ich sie. Ich hatte zugelassen, dass diese schmerzhafte Behandlung geschehen konnte, aber sie fühlte sich nicht alleine. Sie konnte sich an meiner Hand festhalten. Ich sagte nicht, dass es doch nicht so schlimm sei, sondern gab zum Ausdruck, dass ich sie verstehe und vor allem bei ihr sei. Das hat ihr sehr geholfen.

Bettwärme bei der Pflege so weit wie möglich erhalten

Darf ich Ihnen, liebe Leserin, lieber Leser ein Experiment an sich selber vorschlagen?

Sie liegen unmittelbar nach dem Aufwachen zufrieden in Ihrem Bett, schön unter der warmen Decke. Plötzlich entfernen Sie Ihre Decke vollständig und decken sich mit einem Badetuch zu, das Sie am Vorabend bereitgelegt haben. Das Badetuch ist in der Größe, dass es gut Ihren halben Körper bedeckt. Jetzt können Sie ruhig noch 20 Minuten liegen bleiben. Klingt kaum verlockend.

Meistens kann ich, wenn ich in Praxisbegleitungen bei pflegebedürftigen Bewohnerinnen mit dabei bin, genau das beobachten. Die Bewohnerin wird abgedeckt und mit einem Badetuch bedeckt. Auch wenn das nach Lehrbuch so korrekt sein sollte, finde ich es nicht sinnvoll. Ich wünsche das keiner pflegebedürftigen Person. Besonders demente Menschen können nicht verstehen, warum ihnen plötzlich die angenehme Bettwärme entzogen wird. Verhaltensauffälligkeiten werden so begünstigt anstatt abgebaut.

Ich schlage vor, für die Oberkörperpflege die Bettdecke nur bis zur Taille zurück zu schlagen und zum Zudecken eine kleine flauschige Decke oder eine warme Jacke zu verwenden. Zum Auf-die-Seite-Drehen muss die Bettdecke dann doch ganz weggenommen werden. Da ist eine flauschige Decke besonders hilfreich. Muss die Intimtoilette wegen einer vollen Einlage vor der Oberkörperpflege gemacht werden, schlage ich sogar die Bettdecke nur von unten her bis zur Taille zurück, sodass die jetzt einmal zusammen gefaltete Bettdecke den Oberkörper vollumfänglich bedeckt und die Körperwärme optimal erhalten bleibt. Solche Hilfsmittel können manchmal Verkrampfung und Abwehr wesentlich vorbeugen.

4.4 Führung übernehmen

Die Bewohnerin im Selbstbewusstsein fördern: Entscheidungen, die sie überfordern könnten, jedoch abnehmen.

> **Definition**
>
> Während der Pflege intensiv auf Äußerungen (auch Körpersprache) der Bewohnerin eingehen. Dabei unauffällig, wie beiläufig, die Pflege ausführen, ohne viel zu fragen, weil die betroffene Person mit Entscheidungen überfordert wäre.
>
> **Bei wem?**
>
> Wenn der Verdacht besteht, dass Menschen die Pflege ablehnen, weil sie sich überfordert fühlen.
>
> **Wie oft?**
>
> In Pflegesequenzen, wo Blockaden oder Anzeichen von Überforderungen wahrgenommen werden immer.

Demente Menschen kompensieren die Abnahme des Denkens oft ganz unbewusst. Sie weichen aus, klopfen einen Spruch oder geben allgemeine, manchmal witzige Antworten. Sie versuchen unbewusst Situationen, die sie überfordern könnten, zu vermeiden.

Das funktioniert oft fast perfekt. Die Verwirrung bleibt so versteckt, dass sie auch von erfahrenen Pflegenden und vor allem von den Betroffenen selber nicht vollumfänglich erkannt wird.

Das kann so weit führen, dass jede Veränderung abgelehnt wird und die betroffene Person völlig eingeengt lebt, um die Verwirrung zu vertuschen.

In dieser schwierigen Phase ist es besonders wichtig, dass diese Menschen Wertschätzung erfahren. Gleichzeitig müssen ihnen aber Entscheidungen abgenommen werden. Denn sie lehnen nicht so vieles ab, weil sie es nicht wollen, sondern weil sie Überforderungen vermeiden wollen.

Beispiel aus der Praxis – Frau Grüninger

Frau Grüninger ist dement im mittleren Stadium, gehbehindert und auf die Hilfe der Pflegenden angewiesen, kann das aber nicht verstehen. Sie möchte noch für sich selber sorgen. Oft verharrt sie auf einem Stuhl und lehnt alles andere ab; auch Lieblingsbeschäftigungen, wie klassische Musik zu hören oder Kaffee und ein »Schöggeli«[2] zu genießen. Manchmal rutscht sie unruhig hin und her, weigert sich aber, auf die Toilette begleitet zu werden, wenn sie gefragt wird. Dies obwohl die Erfahrung gezeigt hat, dass sie dringend Wasser lassen muss, wenn sie sich so verhält. Muss sie schließlich gegen ihren Willen zur Toilette gebracht werden, wird sie sehr aufgeregt und zittert am ganzen Körper. Eine *Emp-Pflegende* vermutet, dass Frau Grüninger in diesem Zustand bei der kleinsten Entscheidung oder Veränderung überfordert ist. Sie geht mit Sicherheit, freundlich, aber bestimmt auf die Betroffene zu. Sie fragt nicht, ob die Bewohnerin zur Toilette müsse, das würde diese in dem Moment überfordern, sondern informiert einfach, dass sie Frau Grüninger jetzt zur Toilette begleiten werde. Gleichzeitig hängt sie sich unter dem Arm der Bewohnerin ein, sodass diese unmissverständlich versteht, dass sie mitkommen soll. Frau Grüninger muss jetzt nicht selber entscheiden, sondern wird geführt, was sie nicht überfordert. Sie macht sofort mit. Die *Emp-Pflegende* hat die Führung übernommen. Sie gibt freundliche, jedoch klare Anweisungen, verhindert es aber, Entscheidungen der Bewohnerin zu überlassen, um Überforderung weiterhin zu vermeiden.

Gleichzeitig ist es sehr wichtig, dass die Bewohnerin auch Wertschätzung und Anerkennung erfährt. Sonst könnte dieses Vorgehen wie eine Zwangsmaßnahme wirken. Mit einfachen

---

2 Schweizerdeutsch für ein kleines Schokoladentäfelchen

Sätzen gelingt das: »So geht es gut ... Genau, an diesem Griff festhalten ist prima ... Danke, dass ich Ihnen helfen darf«.

Die Vermutung, Frau Grüninger sei in solchen verkrampften Momenten mit jeder Entscheidung überfordert, stellt sich als richtig heraus. Die Bewohnerin zeigt keinen Widerstand, kann gut mitmachen und bedankt sich danach herzlich.

Weiteres Beispiel aus der Praxis – Frau Diem

Frau Diem liegt noch im Bett und schaut mich mit unruhigem Blick verunsichert und zitternd an. Sie hat lauter Fragen oder Dinge, die sie tun sollte: »*Was muss ich ... Ich sollte doch ... Ich kann nicht ...*« Meistens kann sie die Sätze nicht zu Ende bringen, sie hat aber das Gefühl, dass sie ständig etwas tun sollte. Dann hält sie kurz inne und klagt weinerlich: »*Ich verstehe nicht.*«

Ich schaue sie ruhig und mitfühlend an. Ihre Äußerungen (auch die nonverbalen) kommen mir wie ein Hilfeschrei vor, wie wenn sie sagen wollte: »*Ich bin so alleine, weiß weder ein noch aus, bin verunsichert bis ins Innerste und kann nicht das leisten, was ich sollte*« (sie glaubt, dass sie sollte).

Ich bleibe ernst, (ihrem verunsicherten Gefühl entsprechend) im Augenkontakt, berühre ihren Arm und gehe vorerst nicht auf ihre Fragen ein, sondern auf ihren nonverbalen Hilfeschrei (»ich bin so verunsichert«). Darum sage ich ruhig: »*Ich bin jetzt bei Ihnen.*« Einen Moment schaut sie mich ruhig an, dann fragt sie schon weiter: »*Wie spät ist es, ich sollte doch ...*«

Vor Aufregung zittert ihr Kinn. Ich gehe weiterhin auf ihre nonverbalen Äußerungen ein (Unsicherheit). Die Frage nach der Zeit scheint mir in ihrer tiefen Verunsicherung rhetorisch und für sie nicht wesentlich. (Es kann hilfreich sein, so differenziert hinzuhören. Wichtiger ist aber die empathische Haltung der *PP*.)

Ich reagiere wie vorher auf ihren nonverbalen Hilfeschrei und versichere ihr noch einmal: »*Ich bin jetzt bei Ihnen, ich helfe Ihnen.*« Noch einen Moment bleibe ich im Augenkontakt und berühre erneut ihren Arm. Dann erkläre ich ruhig und sicher, dass ich jetzt mit der Pflege beginnen werde. Ich übernehme von Anfang an voll die Führung und frage sie ganz bewusst nicht nach ihrer Meinung, denn ich hatte erfahren, dass Fragen sie enorm überfordern.

Während der Pflege halte ich viel Augenkontakt, informiere nur mit wenigen Worten und nutze jede Möglichkeit, sie zu bestätigen. Wenn sie das Bein hochhält, damit ich den Socken anziehen kann, sage ich ruhig und langsam: »*So geht es gut.*« Wenn sie sich ruhig helfen lassen kann, bestätige ich ebenfalls: »*So ist es gut.*« Wieder fragt sie, wie spät es sei. Ich schaue auf die Uhr, informiere sie kurz, betone aber, dass ich jetzt wirklich für sie da sei. Zwischendurch pflege ich zügig weiter, womit ich ihr Sicherheit vermittle. Verzögerungen könnten sie sofort wieder verunsichern.

Dass mein Vorgehen ihr im Moment hilft, kann ich an ihrem Verhalten sehen. Sie fragt weniger und ihr Gesichtsausdruck ist etwas entspannter.

Bei der Aufforderung, sich auf die Seite zu drehen, wechsle ich die Tonlage, sodass sie eine Aufforderung hören kann. Ohne zu zögern dreht sie sich, und ich kann das Gesäß waschen. Jetzt ist der Augenkontakt nicht möglich, und sie beginnt wieder zu fragen. Also begleite ich sie bewusst mit der Stimme: »*So geht es gut ... Ich bin bald fertig*«. Als sie wieder auf dem Rücken liegt, nehme ich erneut bewussten *Empathischen Kontakt* mit Augenkontakt auf und spreche vermutete Gefühle aus: »*Das war sicher anstrengend für Sie.*« Sie schaut mich fragend an. Wieder bleibe ich einen Moment mitfühlend im Augenkontakt und berühre sie am Arm. Dann fahre ich in der Pflege fort. Ich informiere bewusst nur mit ganz wenigen Worten.

Pflegehandlungen, welche für die Bewohnerin schwierig sind, wie »*Auf-die-Seite-Drehen*«, Mobilisieren, unter Umständen Intimtoilette usw. bewirken, dass der *Empathische Kontakt* zu der Bewohnerin unterbrochen wird. Das kann Abwehr, Verkrampfung und andere Schwierigkeiten fördern, respektive erneut hervorrufen. Darum ist es ganz wichtig, dass nach solchen Pflegehandlungen der Schwerpunkt *Empathischer Kontakt* bewusst angewendet wird und dass die *PP* darauf achtet, ob die Bewohnerin darauf positiv reagiert. Gelingt das nicht, soll erneut *Empathischer Kontakt* gesucht werden (▶ Kap. 4.1).

Mein Ziel in dieser Pflege ist, dass Frau Diem erfahren kann, dass ich fürsorglich und mit voller Aufmerksamkeit bei ihr bin und dass sie keine Leistung erbringen muss. Immer wieder bestätige ich sie in ruhigem, eher langgezogenem Ton: »*So ist es guuut ... genaaau ... so geeeht es*«. Die lang gezogenen Betonungen nehmen keine Zeit in Anspruch. Doch der Bewohnerin kann damit vermittelt werden, dass für die Pflege die notwendige Zeit wirklich zur Verfügung steht. Ob dieses Vorgehen passend ist, kann an den Reaktionen der Bewohnerin beobachtet werden. Sollten diese negativ ausfallen, kann ich daraus schließen, dass ich im Moment nicht den passenden Schwerpunkt anwende. Später kann ich weiter forschen (zum Beispiel in diesem Buch) und ausprobieren, was der Bewohnerin helfen könnte.

Ich frage bewusst nicht, ob Frau Diem beim Aufsitzen mithelfen möge. Jede Entscheidung, etwas zu tun, könnte sie überfordern. Sie soll erfahren, dass sie bis ins Detail unterstützt und geführt wird, weil das ihr in ihrem verängstigten Dasein Sicherheit gibt.

Also übernehme ich beim Aufsitzen wieder ganz klar die Führung: »*Sie können sich jetzt aufsetzen.*« Aufmerksam beobachte ich ihre Reaktion. Hätte sie nur leicht gezögert, hätte ich ihr sofort geholfen. Ich bin jedoch überrascht, dass sich Frau Diem problemlos aufsetzt und ich ihr nur minimal beim Drehen an den Bettrand helfen muss. Zum Waschen des Oberkörpers setze ich sie auf einen Stuhl. Das gibt ihr ein sichereres Gefühl als am Bettrand, wo sie ohne Lehne und Rückenstütze sitzen müsste. Frau Diem wird zunehmend ruhiger. Ihre Hände und auch der Gesichtsausdruck sind entspannt.

Am Anfang der Pflege, als sie noch extrem verunsichert war, habe ich Komplimente wie: »*Die Seife riecht gut*« oder ähnliches vermieden. Sogar das hätte ihr den Eindruck vermitteln können, dass sie andere positiven Dinge haben müsse, was wiederum in die Befürchtung umschlagen könnte, etwas nicht zu haben, das sie haben sollte. Jetzt, wo sie entspannt und ruhig ist, kann ich versuchen, ob sie sich in dieser Situation über ein Kompliment freut. Darum lobe ich: »*Ihre Hautcreme riecht gut.*« Frau Diem lächelt. Bei einem späteren Kompliment strahlt sie für ein Moment.

Es ist wichtig, dass ich ihre Stimmung während der ganzen Pflege beobachte. Sobald sie Zeichen von Unsicherheit zeigt, versichere ich ihr, dass ich für sie da sei. Auch helfe ich sofort, wenn sie zum Beispiel versucht, in den Pullover zu schlüpfen, aber Mühe hat, diesen über den Kopf zu ziehen. In ihrer tiefen Verunsicherung könnten bereits Anzeichen einer Überforderung, wie den Pullover nicht zügig anziehen zu können, die Bewohnerin zusätzlich verunsichern.

Weil Frau Diem jetzt wesentlich ruhiger ist, kann ich es wagen, ihr eine Entscheidung zu überlassen: »*Mögen Sie ein paar Schritte gehen?*« Frau Diem bejaht, und kann mit geringer Hilfe aufstehen und am Rollator einige Schritte gehen. Sobald sie ein wenig müde scheint, fordere ich sie auf, sich in den Rollstuhl zu setzen, welchen eine Kollegin hinter ihr hergeschoben hat. Selber bin ich vor der Bewohnerin rückwärts gegangen. So hatte ich die Möglichkeit, mit ihr im Augenkontakt zu bleiben.

Von den Pflegenden werde ich informiert, dass das Aufstehen und einige Schritte gehen bei Frau Diem oft wesentlich mühsamer geht.

Nach der Pflege isst die Bewohnerin problemlos ihr Frühstück und bleibt danach für längere Zeit ruhig in einem Polstersessel sitzen. Normalerweise hat sie an jede Person, die sie nur schon von weitem sieht, Fragen oder bittet um Hilfe. Heute ist sie entspannt. Im Vorbeigehen nicke ich ihr zu und winke wiederholt. Sie winkt zurück, hat aber auch jetzt keine Fragen oder Bitten.

Erst nach einigen Stunden kehrt ihre Unruhe und Unsicherheit allmählich zurück.

(▶ Kap. 13, *Beglaubigte Berichte*)

Am Bettrand pflegen

Am Bettrand sollten nur Bewohnerinnen gepflegt oder angezogen werden, die ganz sicher sitzen können. Menschen mit körperlichen Einschränkungen sowie mit Demenz oder anders bedingter Verunsicherung, sollten lieber in einen Stuhl mit Rückenlehne, wenn möglich auch mit Seitenlehne oder in den Rollstuhl gesetzt werden. Wenn Menschen sicher sitzen, verkrampfen sie sich weniger und können bei der Pflege auch besser mithelfen, wenn sie das möchten. Wenn die *PP* eine sitzende Person empathisch pflegen möchte, ist es unumgänglich, dass sie immer wieder in die Knie geht oder auf einem Schemel vor der Bewohnerin sitzt, um im *Empathischen Kontakt* bleiben zu können. Ein einfühlender Augenkontakt ist wesentlich für einen empathischen Umgang.

Aktivierende Pflege

In der *Emp-Pflege* ist die aktivierende Pflege nicht der Weg, denn Aufforderungen zur Mithilfe können das Gefühl von Überforderung auslösen oder sogar als Befehl verstanden werden, auch wenn es nicht so gemeint ist. Wenn sich die Bewohnerin durch einen gezielt empathischen Umgang bestätigt und sicher fühlt, ergibt es sich als Folge davon, dass Ressourcen freigesetzt werden. Das animiert die Bewohnerin, von sich aus aktiver zu werden. Die Erfahrung in der *Emp-Pflege* bestätigt sehr häufig, dass sich der gezielte empathische Umgang viel aktivierender auf die Bewohnerin auswirkt, als die Aufforderung zur Mithilfe. Siehe auch Schwerpunkt *Einladen statt Anleiten* (▶ Kap. 4.8).

4.5 Sich verbünden

Wie Freunde zusammen über jemanden schimpfen oder auch zusammen lachen.

Definition

Auf die Seite der Bewohnerin gehen. Desorientierte Menschen mit aggressivem Verhalten während der Pflege verbal unterstützen in ihrem Ärger oder in ihrer Wut. Damit empathisch zum Ausdruck bringen, dass sie mit ihren Schwierigkeiten nicht allein gelassen, sondern verstanden werden. Dieser Schwerpunkt kann bei stark ablehnendem Verhalten mit dem Schwerpunkt *Pflege zu zweit* kombiniert werden.

Bei wem?

Bei Bewohnerinnen, die teilweise oder regelmäßig während der Pflege mäßig bis stark aggressives Verhalten zeigen, wie: Schimpfen, schreien, schlagen, kratzen, spucken, an den Haaren zerren. Auch bei Bewohnerinnen, die klagen, jammern.

Wie oft?

Solange die Aggressionen oder die Klagen während der Pflege anhalten, wenn möglich bei jeder Pflege.

Zusammenspiel der beiden Schwerpunkte: *Pflege zu zweit* und *Sich verbünden*

Menschen, die während der Pflege verbal und tätlich aggressiv sind, sollen zu zweit gepflegt werden.

Bei der *Pflege zu zweit* bitte beachten: *Betreuende Pflegende* ausschließlich betreuen (außer punktuelle Mithilfe wie Auf-die-

Seite-Drehen, Mobilisieren). *Handelnde Pflegende* ausschließlich pflegen.

Siehe auch Schwerpunkt: *Pflege zu zweit* (▶ Kap. 4.3).

Zudem verbündet sich die betreuende *PP* mit der Bewohnerin.

Die wütende, schimpfende Bewohnerin, die auch tätlich aggressiv ist, braucht es, dass sie im Schimpfen unterstützt wird (was bei ihr das Gefühl auslöst, verstanden zu werden): *»Ja genau, das ist wirklich unangenehm für Sie! ... So schlimm! ... Natürlich wollen Sie das nicht!«*

Die Betreuende schimpft nicht über die *Handelnde Pflegende*. Das muss diese auch wissen (vorherige Absprache). Sie fühlt einfach empathisch mit: So ist zur Zeit die Wahrnehmung der Bewohnerin.

Dazwischen wieder einen Neuanfang machen – *Empathischer Kontakt*: Den Namen der Bewohnerin fragend aussprechen und Augenkontakt herstellen. Dann fragen: »Ist es sehr schlimm?« Sobald die Bewohnerin wieder mit Schimpfen anfängt erneut unterstützen: *»Ja, genau ...Sie wollen, dass diese geht! ... Sie wollen Ihre Ruhe haben.«*

Will die Bewohnerin die *PP* schlagen, hält diese die Betroffene an den Handgelenken fest. Sie versucht aber nicht, die Hände der Bewohnerin ruhig zu halten, sondern lässt sie ausschlagen und bremst die Bewegungen nur so weit ab, dass sie nicht getroffen wird. Die Bewohnerin gibt den Ton in der Bewegung an, die Pflegende federt nur ein wenig ab.

Beispiel aus der Praxis – Herr Gehrmann

Herr Gehrmann ist hochbetagt, leicht desorientiert, aber teilweise noch selbständig. Dann bekommt er eine Lungenentzündung, wird sehr schwach und isst und trinkt kaum mehr. Dass er sich bisher bei der Pflege nicht helfen lassen wollte, wird jetzt zum zentralen Problem. Er schreit laut, schimpft mit grobschlächtigen Ausdrücken und schlägt heftig nach den Pflegenden. Es ist verblüffend, wie viel Kraft der Bewohner in diesen Momenten trotz seiner schweren Lungenentzündung noch hat. Zu dem Zeitpunkt, an dem ich um Hilfe gebeten werde, wird er zu dritt gepflegt.

Ich übernehme die Betreuung von Herrn Gehrmann. Ich halte ihn an den Handgelenken fest und bremse die Bewegungen nur soweit ab, dass ich nicht getroffen werde.

Ich unterstütze ihn kräftig und mit gleich lautem und wütendem Tonfall im Schimpfen. »*Genau, was die wieder wollen ... Sie wollen endlich Ihre Ruhe haben.*« Ich unterstütze ihn sogar darin, wie er heftig über Frauen schimpft, denn zu diesem Zeitpunkt will ich ihm möglichst viel Verständnis für seine Sichtweise geben. Er schimpft: »*Diese [Kraftausdruck] Weiber!*«, »*Ja, das ist der Gipfel!*« antworte ich.

In dieser Weise bestätige ich seine Aussagen, auch wenn ich die grobschlächtigen Ausdrücke etwas umformuliere. Herr Gehrmann braucht meine volle *Empathie*, dass ich mit seinen Augen sehe, ihn in seinem Empfinden unterstütze und ihm in seiner Sicht recht gebe, denn ich will ja empathisch die Situation aus seiner Sicht sehen. Zwischendurch nehme ich erneut *Empathischen Kontakt auf* und spreche fragend seinen Namen aus. Herr Gehrmann konzentriert sich auf mich. Einen Moment lang liegt er in meinem Arm und weint. Schon geht die Schimpferei wieder los. Ich gehe in seiner Stimmung, welche sehr schnell wechselt, immer mit ihm (▶ Kap. 4.2, *Wahrnehmen der Stimmung*).

Die zweite *Handelnde Pflegeperson* und in diesem Fall eine dritte Pflegende arbeiten rasch und beschränken sich auf das Notwendigste, wie wir es vereinbart haben: Nachthemd wechseln, Intimtoilette, Einlage und Unterleintuch wechseln. Sie nehmen keinen Kontakt zu Herrn Gehrmann auf, damit er sich ganz auf mich konzentrieren kann. Ich helfe nur beim Drehen kurz mit. Sonst konzentriere ich mich ausschließlich auf die Betreuung.

Nach der Pflege bleibe ich noch kurz bei Herrn Gehrmann, halte ihn im Arm und unterstütze ihn im Schimpfen, dann wird er ruhig und schaut mir voll in die Augen. Er jammert und hat wieder Tränen in den Augen. Er lässt sich jetzt ruhig festhalten und am Arm streicheln. Dann verlasse ich ihn.

Weitere Entwicklung

Das Pflegepersonal, das bei dieser Pflegehandlung dabei war (Praxisbegleitung), übernimmt die Pflege in dieser Weise. Es wird zudem vereinbart, dass sie Herrn Gehrmann zusätzlich zu der Pflege einige Male am Tag kurz kontaktieren, ohne etwas von ihm zu wollen. Zum Beispiel am Morgen an sein Bett treten und ihn persönlich begrüßen, auch wenn die Pflege erst später stattfindet (▶ Kap. 4.11, *Konzentrierte Zuwendung*).

Schon am nächsten Tag höre ich, dass die Pflege wesentlich ruhiger verlaufen sei. Wenige Wochen später isst und trinkt Herr Gehrmann wieder mehr. Die Aggressionen konnte er ablegen. Er kann wieder von einer Pflegenden alleine gepflegt werden. Den *Empathischen Kontakt* während der Pflege aufrechtzuerhalten, ist weiterhin wichtig.

4.6 Mehrdeutige Antworten

Vorwiegend auf den Tonfall, nicht auf den Wortinhalt eingehen.

> **Definition**
>
> Wenn der Zusammenhang einer Äußerung nicht verständlich ist, wird es schwierig, auf Verstandesebene darauf einzugehen. Dennoch kann dem betagten Menschen durch mehrdeutige Antworten das Gefühl vermittelt werden, verstanden zu werden.
>
> **Beim wem?**
>
> Bei Menschen, die sich verbal teilweise oder umfassend nicht verständlich äußern können. Kann auch bei nonverbaler Kommunikation wie Seufzen, Mit-der-Hand-Abwehren usw. angewendet werden.
>
> **Wie oft?**
>
> Bei Antworten, die keinen erkennbaren Sinn ergeben, so oft wie möglich.

Stellen Sie sich vor, Sie beobachten eine Kollegin, nennen wir sie Vanessa, am Telefon. Es ist schnell zu erkennen, wenn am anderen Ende der Leitung jemand am Erzählen ist. Was hören Sie dann?

»So etwas ... Genau ... Ja ... ja ... Ach sooo ... Natürlich« usw.

Vanessa geht nicht auf den Inhalt ein, den sie hört, sondern sie bringt mit den mehrdeutigen Antworten (in passendem Tonfall) zum Ausdruck, dass sie Anteil nehmend zuhört. Die Person am anderen Ende der Leitung fühlt sich vielleicht mehr verstanden, als wenn Vanessa mit vielen Worten zustimmen würde.

Betagte Menschen, die sich verbal teilweise nicht mehr verständlich ausdrücken können oder sogar vorwiegend Silben zusammensetzen, die keinen verständlichen Sinn ergeben, haben oft das dringende Bedürfnis, sich mitzuteilen. Wenn die *Emp-Pflegende* sich am Tonfall, der Mimik und der Gestik dieser Person orientiert, ist es möglich, in gleichem Ton auf diese Äußerungen einzugehen. Dieselben Worte, in unterschiedlichen Tonlagen, können ganz unterschiedliche Gefühlslagen bestätigen.

Zum Beispiel

- Bei klagendem Tonfall, passt ein anteilnehmendes: »*So etwas.*«
- Bei lustigem Tonfall, passt ein lachendes: »*So etwas*«.
- Bei erzählendem Tonfall, passt ein eher sachliches: »*So etwas.*«
- Bei ärgerlichem Tonfall, passt ein empörtes: »*So etwas.*« Unterstützend, im Sinne von: »*Das ist ja unglaublich, was Sie da erleben müssen.*«

Der Tonfall ist ausschlaggebend, ob eine *Mehrdeutige Antwort* beim Gegenüber empathisch ankommt oder nicht.

Beispiel aus der Praxis – Herr Haag

Herr Haag ist dement in fortgeschrittenem Stadium. Er ist intensiv in seine frühere Berufstätigkeit versunken und sehr aktiv (Gegenstände verrutschen oder Stühle umplatzieren usw.). Zunehmend wird es schwierig, ihm bei alltäglichen Handlungen wie Pflege, zur Toilette führen, Kleider ausziehen usw. zu helfen, weil diese Handlungen einfach nicht in seine momentane Welt passen. Manchmal kommt es beinahe zum Kampf, wenn zum Beispiel eine volle Einlage gewechselt werden muss.

Eine *Emp-Pflegende* kommt von vorne ins Blickfeld von Herrn Haag. Sie nimmt *Empathischen Kontakt* auf und spricht fragend seinen Namen aus. Dieser beginnt sofort mit undeutlichen Worten und vielen Neuwortbildungen, etwas zu erklären. Die *Emp-Pflegende* versteht zwar den Inhalt seiner Worte nicht, aber in seiner Gefühlslage kann sie ihn sehr wohl verstehen. Sie hört eine ärgerliche Äußerung und sagt in gleichem Tonfall: »*So etwas.*«

Er schimpft weiter. Die *PP* bestätigt in gleich ärgerlichem Tonfall: »*So ärgerlich, nicht wahr.*« Manchmal sind auch einzelne Worte zu verstehen. Das gibt der *PP* Gelegenheit, etwas konkreter auf den Ärger von Herrn Haag einzugehen.

Ein solches Gespräch könnte etwa so klingen: (Die Punkte stehen für unverständliche Worte.)

Bewohner: »... *sollten besser* ...«
Pflegende: »*Genau, das sollten sie.*«
Bewohner: »... *da oben* ...«
Pflegende: »*Ach so, da oben.*«
Bewohner: »*Das ist* ...«
Pflegende: »*Ist es?*«

Im nächsten Satz ist vielleicht wieder kein Wort zu verstehen. Also wendet die Pflegende erneut *Mehrdeutige Antworten* an. Im gleichen Ton wie er erklärt sagt sie: »*Ganz genau.*«
Dann sagt der Bewohner: »... *am Anfang* ...«
Pflegende: »*Am Anfang?*«

Die *Emp-Pflegende* wiederholt die einzelnen verständlichen Worte des Bewohners fragend, im Sinne von: »*Habe ich richtig verstanden, wollen Sie das sagen?*« Oder sie wiederholt die verständlichen Worte in bestätigendem Tonfall: »*Genau*« oder »*Ach so*«. Siehe das Beispiel im oberen Abschnitt.

Bei längeren Sätzen des Bewohners ist es wichtig, immer auf den Schluss des Satzes einzugehen.

Schon nach kurzem *Gespräch* in dieser Weise nimmt die *Emp-Pflegende* Herrn Haag am Arm. Während sie weiter im *Gespräch* bleibt, führt sie ihn in sein Zimmer. Herr Haag zögert vor der Türe. Diese scheint nicht mit seiner momentanen Welt übereinzustimmen. Auch dabei geht die *PP* auf seinen Tonfall ein: »*Nicht diese?*« Herr Haag sagt wieder etwas, auf das die Pflegende erneut, dem Tonfall entsprechend, antwortet. Während sie weiter mit ihm im *Gespräch* ist, lässt sich Herr Haag dann doch durch die Türe und ans Waschbecken begleiten.

Das Wichtigste ist für den Bewohner, dass jemand auf seine Gefühlswelt eingeht. Obwohl die Handlungen der *Emp-Pflegenden* nicht mit seiner Berufswelt übereinstimmen, scheint ihm das Verstandenwerden in seinen Gefühlen viel Vertrauen zu geben. Darum kann er sich aus seiner Sicht auf Kompromisse einlassen, nämlich, dass die Emp-Pflegende Dinge tut, die nicht in seine Aktivitäten passen.

Die Pflegende informiert Herrn Haag mit ganz einfachen Worten über die jeweils nächste Handlung. Vor allem aber geht sie weiterhin auf seine Äußerungen ein.

Langsam scheint der Bewohner teilweise zu verstehen, was sie will und kann etwas besser mitmachen. Als sie ihn aber auf die Toilette setzen möchte, leistet er Widerstand. Sofort geht die *PP* auf seinen schimpfenden Tonfall ein: »*Das wollen Sie nicht … So etwas*«. So kann sie ihn gefühlsmäßig wieder abholen. Jetzt hilft sie Herrn Haag, die Hände zu waschen, was er wieder ganz gut versteht.

Solche Momente kann sie nutzen, um ihm Wertschätzung und sogar Mitbestimmung zu vermitteln. Sie sagt: »*Geht es so.*« Sie kann ihn auch bestätigen, zum Beispiel darin, wie er mithilft, den Pullover auszuziehen: »*Danke für Ihre Hilfe.*« Das Vertrauen scheint wieder hergestellt zu sein. Dann zeigt sie noch einmal auf die Toilette und sagt: »*Müssen Sie noch zur Toilette?*« Jetzt lässt sich der Bewohner dabei helfen. Dass er sich verstanden fühlt, hilft ihm zunehmend, der *PP* zu vertrauen, auch wenn er viele ihrer Worte nicht versteht.

Das weitere Ausziehen, eine neue Einlage festmachen, den Pyjama anziehen und zum Bett begleiten verläuft problemlos. Herr Haag scheint jetzt umfassend der *Emp-Pflegenden* vertrauen zu können.

Das bewirkt, dass der Bewohner sich teilweise auch etwas verständlicher ausdrücken kann.

Das gilt für den Moment. Bei einer neuen Pfleghandlung ist es notwendig, den Bewohner wieder sorgfältig dort abzuholen, wo er zu dem betreffenden Zeitpunkt in seiner Gefühlswelt ist.

Zeitfaktor

Dass die *Emp-Pflegende* auf Herrn Haag eingegangen ist, hat nur unwesentlich Zeit in Anspruch genommen. Meistens konnte sie während dieser *Gespräche* weiterarbeiten. Weil der Widerstand des Bewohners größtenteils ausgeblieben ist, konnte sogar Zeit eingespart werden.

Weitere Entwicklung

Es gelingt nicht immer so umfassend wie oben geschildert, Herrn Haag dort abzuholen, wo er in seiner Gefühlswelt gerade ist. Manchmal muss die Pflege für einige Minuten unterbrochen werden. Es zeigt sich jedoch klar, dass die Pflege sehr schwierig verläuft, wenn sie nicht in dieser empathischen Weise ausgeführt wird.
(▶ Kap. 13, *Beglaubigte Berichte*)

Herr Haag ist kein Einzelfall. Wenn sich geistig sehr abgebaute, betagte Menschen in ihrer Gefühlswelt verstanden fühlen, lassen sie sich leiten (in einer Handlung, bei der sie davor Widerstand gaben) und fühlen sich zunehmend zufriedener dabei.

Wird Herr Haag mit diesem Vorgehen nicht hintergangen?

Kritische Stimmen könnten beanstanden, dass der Bewohner mit oben beschriebenem Vorgehen getäuscht werde. Die *Emp-Pflegende* gebe vor, an der Welt des Bewohners teilzunehmen, obwohl sie ein anderes Ziel verfolge (Pflege). Ähnliche Vorwürfe könnten auch bei anderen Schwerpunkten der *Emp-Pflege* gemacht werden.
  Die Erfahrung zeigt x-fach, dass betroffene Bewohnerinnen das nicht so einordnen. Sonst könnten sie nicht positiv auf diese Schwerpunkte reagieren. Das Wichtigste ist für sie, dass sie in ihrer Gefühlswelt nicht alleine gelassen sind, sondern verstanden werden.

Das Erlebnis des oben beschriebenen Bewohners könnte etwa folgendermaßen in Worte gefasst werden:

Herr Haag ist am Arbeiten. Obwohl er sehr müde ist, muss die Arbeit anscheinend noch fertig werden. Niemand scheint ihm dabei zu helfen. Er arbeitet verbissen! Nochmals verschieben, das noch richtig platzieren usw. Es scheint kein Ende zu nehmen. Die *Emp-Pflegende* nimmt *Empathischen Kontakt* auf. Da ist doch noch eine, die ihn beachtet, stellt er fest. Herr Haag informiert sie sofort über die aktuelle Lage. Die *Mehrdeutigen Antworten* passen in seine Gefühlswelt, weil die *Emp-Pflegende* sich am Tonfall des Bewohners orientiert. Zum Teil fühlt er sich verstanden. Auch erfährt er Wertschätzung und dass seine Meinung Beachtung findet durch den Schwerpunkt: *Anerkennen, Nachfragen* (▶ Kap. 4.7).

Die *Emp-Pflegende* kann von Herrn Haag eingeordnet werden wie ein guter Kumpel, der zwar nicht immer versteht was Sache ist (Handlungen der Pflege, die nicht in seine momentane Welt passen), dafür seinen Ärger ernst nimmt und ihn nicht alleine lässt. Insgesamt eine befriedigende Erfahrung in der Welt von Herrn Haag.

Will Herr Haag so häufig arbeiten?

Aus meiner Sicht ist es nicht das Ziel von Herrn Haag, wieder zu arbeiten, schon gar nicht, wenn er müde ist.

> Verwirrte Menschen wollen nicht stundenlang und ohne Ende in ihrem früheren Beruf arbeiten, den Boden putzen, bis zur Erschöpfung umhergehen usw. Diese Menschen wollen sich nicht ständig abmühen, sie müssen das tun.

Was wollen sie dann erreichen? Sie brauchen Wertschätzung für ihre Leistungen, das Gefühl, dass sie etwas richtig machen, einen Sinn im Dasein sehen und sie wollen ernst genommen werden. Die Schwerpunkte der *Emp-Pflege*, passend gewählt und vor allem empathisch umgesetzt, eignen sich sehr gut, um auf diese Bedürfnisse einzugehen. Während der Pflege gibt es laufend Handlungen, die ideale Möglichkeiten bieten, um oben beschriebene Werte zu vermitteln, wie das folgende Beispiel zeigt.

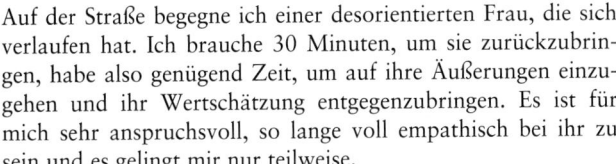

Beispiel aus der Praxis

Auf der Straße begegne ich einer desorientierten Frau, die sich verlaufen hat. Ich brauche 30 Minuten, um sie zurückzubringen, habe also genügend Zeit, um auf ihre Äußerungen einzugehen und ihr Wertschätzung entgegenzubringen. Es ist für mich sehr anspruchsvoll, so lange voll empathisch bei ihr zu sein und es gelingt mir nur teilweise.

Bei der Praxisbegleitung am nächsten Tag unterstütze ich dieselbe Frau beim Aufstehen und bei der Morgentoilette. Jetzt kann ich auf ihre Äußerungen empathisch eingehen und ich habe die Möglichkeit, sie zu bestätigen, ihre Mithilfe anzuerkennen und sie nach der Meinung zu fragen, ob sie das so möchte und ob es so recht sei usw. (▶ Kap. 4.7, *Anerkennen, Nachfragen*).

Als ich die Frau am Vortag zurückbegleiten konnte, war sie dankbar und fühlte sich verstanden, aber sie fühlte sich auch hilfsbedürftig und abhängig, was sie verunsicherte.

Heute, während der Pflege, ist dieselbe Frau mit sich sehr zufrieden, weil sie sich ebenfalls verstanden, aber auch nützlich und in ihrer Fähigkeit mitzuhelfen bestätigt fühlt. Dass ich sie nach diesem Konzept in der Pflege unterstützen kann, ermöglicht es, dass wir eine zufriedenstellende und gute Zeit zusammen haben.

Die alltägliche Pflege eignet sich bestens, um die Bewohnerinnen in ihren Bedürfnissen zu unterstützen, wie Wertschätzung, ernst genommen werden, Sinnfindung, Sicherheit und Selbstbestimmung. Die oft unliebsame Pflege wird in der *Empathischen Pflege* zur Chance, den Bewohnerinnen das zu vermitteln, was sie brauchen, sofern in der *Emp-Pflege* die passenden Schwerpunkte gefunden werden können und diese auch empathisch umgesetzt werden.

Was, wenn die *Empathische Pflege* nicht gelingt?

Gelingt es nicht auf Anhieb, die passenden Schwerpunkte zu finden, ist das kein Problem. Durch gutes Beobachten der Reaktionen der Betroffenen, weitere Versuche und weiteres Forschen in diesem Buch wird es gelingen, den empathischen Umgang zunehmend zu finden. Dabei scheint es mir wichtig, dass die Pflegenden auch sich selbst Anerkennung geben, wenn ihnen etwas gelingt.

Wenn Sie, liebe Leserin, lieber Leser, vorwiegend auf das schauen, was Ihnen nicht gelingt, wird Sie das entmutigen. Beachten Sie lieber die Minuten oder Augenblicke, in denen es Ihnen gelungen ist, einen wirklich guten empathischen Umgang zu schaffen. Darauf können Sie aufbauen, weitere Versuche wagen und weiter in diesem Buch forschen. Selber brauchte ich viele Jahre, bis ich dieses Konzept so umfassend entwickeln konnte, wie Sie es jetzt vorfinden. Wenn ich beobachten konnte, dass einer *PP* eine Begegnung mit einer Bewohnerin besonders gut gelungen ist, habe ich nachgefragt, wie sie das gemacht hat. Ich habe sehr viel von anderen gelernt.

4.7 Anerkennen, Nachfragen

Der Bewohnerin Anerkennung geben oder ihr danken für ihre Mithilfe, selbst wenn sie nur den Arm hochhebt.

Definition

Der Bewohnerin Werte vermitteln, wie Selbstbestimmung, ein sinnvolles Dasein führen, durch:

- *Anerkennen*:
  »*So geht es gut ... Sie machen das gut ... Danke, dass Sie den Fuß hochhalten ... Danke, dass Sie beim Drehen mithelfen.*«
- *Nachfragen*:
  »*Geht es so? ... Sind Sie bereit? ... Ist es so gut für Sie?*«

Bei wem?

Besonders bei Menschen, die durch ihre Gebrechen oder ihre Verwirrung verunsichert, deprimiert und unzufrieden sind. Grundsätzlich bei allen Bewohnerinnen.

Wie oft?

Häufig während der Pflege und dem alltäglichen Umgang.

Gebrechliche oder verwirrte Menschen haben viele Verluste hinter sich.

Verantwortungen, die sie trugen und selbständiges Handeln mussten zum größten Teil aufgegeben werden. Oftmals sind sie so intensiv auf fremde Hilfe angewiesen, dass sie manchmal den Eindruck haben, gar nichts mehr wert zu sein und gar nichts mehr zu können.

Die Pflege bietet sehr viele Möglichkeiten, um der betroffenen Person Wert und Würde zurückzugeben, indem der Schwerpunkt *Anerkennen, Nachfragen* berücksichtigt wird.

Beispiel aus der Praxis – Frau Stössel

Frau Stössel ist voll orientiert. Nach einem Schenkelhalsbruch ist sie pflegebedürftig und teilweise inkontinent. Sie ist deprimiert, oft gereizt, schimpft über sich selber oder schweigt verbittert.

Folgender Dialog klingt ganz alltäglich. Die Pflegende achtet aber bewusst darauf, dass sie die kleinen Mithilfen der Bewohnerin anerkennt, sich dafür bedankt und fragt immer wieder, ob es so gehe, ob die Bewohnerin bereit sei usw. So lässt sie Frau Stössel mitentscheiden über ihre Pflege und vermittelt ihr das Gefühl, etwas Nützliches zu tun.

Emp-Pflegende: *»Darf ich Ihnen die Einlage wechseln?«*
Bewohnerin: *»Es ist furchtbar, alles ist nass. Dass ich aber auch so blöd bin und so etwas mache.«*
Emp-Pflegende: *»Das ist sicher schwer für Sie«* – Auf Äußerungen eingehen – *»Darf ich es wieder frisch machen?«*
Bewohnerin: *»Wenn es dann sein muss, von mir aus.«*
Emp-Pflegende: *»Können Sie ein wenig die Beine spreizen? ... Ja, so geht es gut ... Ich mache da frisch ... Geht es so?«*
Bewohnerin: *»Ja.«*
Emp-Pflegende: *»Jetzt ein bisschen das Knie beugen (gesundes Bein), dann kann ich Sie drehen ... Sind Sie bereit? ... eins, zwei, drei .... Das ist ja gut gegangen.«*
Bewohnerin: *»Dann ist es recht.«*
Emp-Pflegende wechselt die Einlage:
»So und zurück drehen ... Ein bisschen auf die andere Seite ... Sie helfen ja prima mit.«
Die *Emp-Pflegende* befestigt die Einlage, schaut Frau Stössel an und sagt freundlich:

>>Ich bin froh, dass Sie so mitgeholfen haben. So geht es auch für mich leichter.«
Bewohnerin: »So, mache ich doch noch etwas recht.«
Emp-Pflegende: »*Das will ich meinen.*«
Frau Stössel lächelt und scheint für den Moment mit sich zufrieden zu sein.

An Tagen, an denen Frau Stössel in dieser Weise gepflegt wird, ist sie viel lockerer und kann auch wieder ein bisschen lachen.
Leider wird diese *Emp-Pflege* bei ihr nicht regelmäßig durchgeführt. Frau Stössel schwankt zwischen lockeren Tagen und verbitterten. Schade, es wäre für die Betroffene und für die Pflegenden befriedigender, wenn die *Emp-Pflege* bewusster zum Zug käme.

Ich lerne im Laufe der Zeit immer wieder betagte Menschen kennen, die verbittert oder verunsichert sind. Dabei zeigt es sich deutlich, dass diese mit sich selber zufriedener werden, wenn während der Pflege der Schwerpunkt *Anerkennen*, *Nachfragen* häufig umgesetzt wird. Auch das ist aber kein Patentrezept. Es ist notwendig, dass beobachtet wird, ob die Bewohnerin auf die angewandten Schwerpunkte auch positiv reagiert. Letztlich ist immer das Bedürfnis, das sich hinter einer Verhaltensauffälligkeit verbirgt ausschlaggebend dafür, welche Schwerpunkte passend sind. Die Reaktion der Betroffenen ist der Maßstab.

4.7.1 Anerkennen, Nachfragen bei desorientierten Menschen

Viel Bestätigung, Korrektur vermeiden oder unauffällig, nebenbei.

Erfolgserlebnisse statt Misserfolg

Misserfolge entmutigen, können depressiv, ärgerlich oder wütend machen. Viele Menschen werten ihre Pflegebedürftigkeit oder Verwirrung an sich schon als Misserfolg. Besonders demente Menschen erfahren es zusätzlich, dass sie teilweise gebremst werden müssen, wenn sie sich auf ihre Weise nützlich machen wollen, um Schaden für sie oder Drittpersonen zu verhindern.

Das wirkt auf die Betroffenen entmutigend, nicht ermutigend und fördert passives oder aggressives Verhalten.

Von der PP mag eine Äußerung wie: »*Hier ist nicht ihr Zimmer, es ist auf der anderen Seite*« als notwendig und hilfreich erachtet werden. Eine verunsicherte Person kann das aber als Belehrung oder Korrektur werten. Aus ihrer Sicht kann eine solch alltägliche Aussage ihre Unfähigkeit, wie sie sie wahrnimmt, bestätigen.

Anschließend sind einige Beispiele aufgeführt, wie derselbe Inhalt bei desorientierten Menschen als Entmutigung oder Ermutigung ankommen kann.

Frau Berisha wäscht zum dritten Mal ihren linken Arm.

Nicht: »*Hier haben Sie genug gewaschen, ich möchte jetzt Ihren Rücken waschen.*«

Lieber: »*Den Arm sauber waschen ist prima … Darf ich jetzt auch noch den Rücken waschen?*«

Herr Eberli möchte ins Wohnzimmer, geht aber auf die falsche Seite.

Nicht: »*Das Wohnzimmer ist nicht hier. Es ist auf der anderen Seite.*«

Lieber: »*Da vorne ist das Wohnzimmer.*« (In die richtige Richtung zeigen.) »*Sie finden den Weg ja selber.*«

Frau Mayer bedient sich vom Teller ihrer Tischnachbarin.

Nicht: »*Das ist nicht Ihr Teller, schauen Sie, das ist ihr Teller.*«
Lieber: »*Schmeckt es Ihnen? Hier ist noch mehr zum Essen.*«
Den Teller in ihr Blickfeld stellen.

Beispiel aus der Praxis – Frau Hartmeier

Frau Hartmeier ist stark verwirrt, hat aber keine Bewegungseinschränkungen. Sie steht andauernd vom Essen auf, weil sie überall mithelfen will. Sie räumt der Tischnachbarin das Essen weg, obwohl ihr dies erst serviert wurde oder will einer Bewohnerin beim Essen helfen, die keine Hilfe braucht. Fast pausenlos ist sie im »Einsatz«. Dadurch bringt sie alles durcheinander. Sie geht jeder Pflegenden nach und fragt ständig, ob sie das oder jenes richtig mache und ob sie helfen könne. Will man sie mithelfen lassen, überfordert sie sich selber, weil sie ja von einem Augenblick auf den andern nicht mehr weiß, was sie tun wollte. Oft ist sie so verwirrt, dass sie nicht mehr weiß, wie man eine Tasse auf den Tisch stellt.

Die alltägliche Pflege unter Berücksichtigung des Schwerpunktes *Anerkennen, Nachfragen* bietet eine ideale Möglichkeit, ihr das Gefühl des sinnvollen Handelns zu vermitteln.

Frau Hartmeier dreht den Heißwasserhahn auf. Die *Emp-Pflegende* anerkennt das: »*Genau, das Wasser brauchen wir*«, auch wenn sie den Hahn etwas zurückstellen muss und das kalte Wasser dazu gibt.

Weil Frau Hartmeier zu viel Duschgel in das Waschwasser schüttet, muss die *Emp-Pflegende* eingreifen. Das macht sie bewusst ganz unauffällig, indem sie der Betroffenen das Duschgel aus der Hand nimmt, diese Handlung aber mit Anerkennung bestätigt: »*Genau, so genügt es.*« Dann lässt sie etwas Wasser auslaufen und füllt mit frischem Wasser auf. So ist es nicht mehr zu seifig.

Später nimmt Frau Hartmeier die Zahnbürste und beginnt sich damit zu kämmen. Die *PP* anerkennt ihren guten Willen: »*Sie helfen ja prima mit.*« Ganz nebenbei nimmt sie die Haarbürste und kämmt neben der Zahnbürste die Haare von Frau Hartmeier.

Weil die Bewohnerin so extrem verunsichert ist, kann auch unpassendes Handeln positiv gewertet werden. Frau Hartmeier wirft den Stoffwaschlappen in den Papierkorb. Die *Emp-Pflegende* anerkennt die gute Absicht, die hinter dieser Handlung steckt, indem sie sagt: »*Danke, dass Sie mithelfen.*« Unauffällig legt sie später den Waschlappen an den richtigen Ort.

Die Bewohnerin hebt den Fuß, damit die Pflegende den Schuh anziehen kann.

Die *PP* bedankt sich: »*Danke, so kann ich den Schuh besser anziehen.*«

Zudem achtet die *Emp-Pflegende* bewusst auf häufigen Augenkontakt und erklärt mit ganz einfachen Worten, was sie macht. *Anerkennen, Nachfragen* wird bei verwirrten Menschen kombiniert mit *Empathischem Kontakt*. Dieser empathische Kontakt wird während der Pflege aufrechterhalten. Die Pflegende hält also bewusst viel und einfühlenden Augenkontakt mit Frau Hartmeier.

Offensichtlich ist es für Frau Hartmeier eine Wohltat, so viel Positives über sich selber zu hören. Sie kann so einen Sinn finden in ihrem Handeln und Wertschätzung erfahren.

Die Reaktion ist erstaunlich. Frau Hartmeier kann schon nach der ersten Pflege in dieser Weise länger als eine Stunde ruhig beim Frühstück sitzen bleiben. Ihr Bedürfnis, sich nützlich zu machen, ist für den Moment gestillt.

Nach einigen Tagen konsequenter Pflege, wie oben beschrieben, hat Frau Hartmeier sich sehr beruhigt. Sie kann längere Zeit sitzen bleiben und muss viel weniger aktiv sein. Aus der Sicht der Pflegenden muss sie nicht mehr andauernd alles durcheinanderbringen, was eine große Entlastung bedeutet. Auch die Mitbewohnerinnen werden nicht mehr belästigt, so wie es sich für sie anfühlte, als Frau Hartmeier sich vor ihrer positiven Veränderung noch überall einmischte.

Die Betreuung von Frau Hartmeier nimmt jetzt eindeutig weniger Zeit in Anspruch. Sogar ihre Verwirrung nimmt deutlich ab. Die hirnorganisch bedingte Demenz bleibt natürlich.

Weil sie aber vor der *Emp-Pflege* durch ihr Bedürfnis, mitzuhelfen, so vieles durcheinander brachte, musste sie oft gebremst werden. Das hat sie als Versagen eingeordnet, was sie zu ihrer körperlich bedingten Verwirrung noch zusätzlich durcheinander brachte. Sie bemühte sich noch mehr, nützlich zu sein, was ihr weitere Korrektur, auch von Mitbewohnerinnen, einbrachte.

Durch die *Emp-Pflege* erfährt sie jetzt viel Bestätigung während der alltäglichen Pflege und dem alltäglichen Umgang, wie Essen servieren, auf die Toilette begleiten usw. So wird ihr Drang, nützlich zu sein, konstruktiv aufgefangen und sie kann ruhiger werden. Belastungen nehmen für alle Beteiligten ab.

Frau Hartmeier kann sich sogar wieder etwas verständlicher ausdrücken. Endlich kann sie stückweise mitteilen, warum sie so viel arbeiten und alles recht machen wollte. Die Puzzleteile ihrer Äußerungen sind zusammengefügt erschreckend. Sie war im Krieg im Keller, passte auf ihre jüngeren Geschwister auf, während die Eltern nicht erreichbar waren. Sie seien »eingebombt« gewesen, sagt sie (das Haus über ihnen durch Bomben zerstört). *»Wenn ich alles richtig mache, müssen die mich doch gehen lassen«*, äußert sie unter anderem. Hier lässt sich vermuten, dass sie während des Krieges eine Zeit lang Gefangene war.

Wie furchtbar wäre es, Frau Hartmeier einfach gewähren zu lassen in ihrem Drang, so viel zu arbeiten, dass man sie gehen lassen müsse, wie die Situation aus Frau Hartmeiers Sicht aussieht. Sie wäre in ihrer Wahrnehmung weiterhin und wahrscheinlich bis zu ihrem Tod in der schrecklichen Situation, gefangen zu sein und so viel leisten zu müssen, dass ihr Umfeld endlich zufrieden sei mit ihr.

Die Bestätigungen, die Frau Hartmeier während der *Emp-Pflege* erhält, müssen eine richtige Erlösung für sie sein. Endlich erlebt sie, dass man mit ihr zufrieden ist. Ihr Ziel, dass sie dann gehen könne, hat sie abgelegt. Hier fühlt sie sich angenommen und sogar nützlich durch Äußerungen der *Emp-Pflegenden* wie: *»Danke, dass Sie mithelfen … So geht es gut«*,

(Anerkennen, Nachfragen). Die Bewohnerin hat jetzt nicht mehr den Drang wegzugehen.

Frau Hartmeier darf aber nicht überfordert werden.

Fragt eine Pflegende zum Beispiel, ob sie den Tisch abwischen wolle, nimmt sie den Lappen in die Hand, weiß aber nach einigen Augenblicken nicht mehr, was sie damit machen wollte. Sie dreht einfach den Lappen hin und her. Noch nach einer Stunde kann sie verzweifelt sagen: *»Ich habe einen Fehler gemacht.«* Problematisch wäre es, jetzt zu fragen, was denn passiert sei. Sie hat ja keine Ahnung, was sie vorher nicht richtig machte. Es bleibt nur das Gefühl, einen Fehler gemacht zu haben. Sie braucht wirklich einen so feinfühligen Umgang wie oben geschildert. Die Körperpflege und der alltägliche Umgang eignen sich hervorragend dazu, sie zu bestätigen und ihr Selbstwertgefühl zu vermitteln.

Es kommt wohl nur selten vor, dass ein dementer Mensch, der ständig »arbeitet« oder umhergeht, noch einmal so deutlich äußern kann, was ihn zu diesem Tun treibt, wie das bei Frau Hartmeier aus ihren Brocken, die sie im Stande war zu äußern, evaluiert werden konnte. Ich bin aber überzeugt, dass alle Bewohnerinnen, welche ständig in dieser Weise aktiv sind, Dinge erledigen *müssen*, die ihnen keine Ruhe lassen. Sie arbeiten oder gehen umher, manchmal bis zur Erschöpfung. Wie in diesem Buch schon früher erwähnt, teile ich die Meinung nicht, dass man diese Menschen in ihrem Aktivsein einfach gewähren lassen sollte. Sie werden damit in ihrer Not, etwas erledigen zu müssen, aber an kein Ziel zu kommen, alleine gelassen. In der *Emp-Pflege* und im alltäglich empathischen Umgang nach diesem Konzept wird es möglich, diesen Menschen während den Pflegehandlungen die Bestätigung oder Sinnfindung, die sie suchen, zu vermitteln. Sie dürfen somit ihre Unruhe ablegen und den letzten Lebensabschnitt in Frieden gehen, ohne dass ein vermehrter Pflege- und Betreuungsaufwand erforderlich ist.

4.8 Einladen statt anleiten

Wertschätzend unterstützen. Gefühl der Bewohnerin, abhängig zu sein vermeiden.

> **Definition**
>
> Die Pflegende tritt nicht als kompetente (überlegene) Person auf, welche die Bewohnerin Schritt für Schritt anleitet. Sie bedient die Bewohnerin, wie eine gute Verkäuferin eine geschätzte Kundin bedient. Dabei wird das Bedürfnis der Bewohnerin, (mit) zu bestimmen und wertvoll zu sein, berücksichtigt. So kann die Pflegende dem Gefühl der Bewohnerin vorbeugen, abhängig und unwissend zu sein.
>
> **Bei wem?**
>
> Bei allen Bewohnerinnen, die mit Unterstützung (Anleitung) sich selber ganz oder teilweise pflegen können.
>
> **Wie oft?**
>
> Bei allen Pflegehandlungen.

Dieser Schwerpunkt ist verwandt mit dem vorher beschriebenen *Anerkennen, Nachfragen*. Während jener bei Menschen zum Tragen kommt, die in der Pflege nur wenig mithelfen können, ist der jetzt beschriebene Schwerpunkt *Einladen statt Anleiten* für Menschen passend, die noch fähig sind, vieles in der Pflege (mit Unterstützung der *PP*) selber zu machen.

Diese Bewohnerinnen werden oft sehr freundlich und auch geduldig Schritt für Schritt angeleitet.

Sie wissen noch, wie das Gesicht gewaschen oder das Haar gekämmt wird. Ohne Anleitung würden sie aber vieles durcheinanderbringen oder schnell vergessen, was sie eigentlich wollten.

Sie können umsetzen, was sie hören, wissen aber nicht gleichzeitig, dass sie es nicht ausführen könnten, wenn sie es nicht hören würden.

Aus ihrer Sicht sagt da jemand einfache Dinge, die sie ja schon längst können. Es passiert leicht, dass sie sich abhängig, bevormundet oder herumkommandiert fühlen.

Menschen, die so angeleitet werden, können passiv, wortkarg oder aggressiv werden.

Zuvorkommendes Bedienen hingegen kommt als Wertschätzung und Motivation an.

Dabei geht es nicht um ein unterwürfiges Verhalten der Pflegenden. Es ist eine Frage der Haltung. Wenn die Pflegende sich bewusst ist, dass sie sich bei der Körperpflege in die Privatsphäre eines Mitmenschen begibt (oder aus dessen Sicht sogar einmischt), wird es ganz natürlich, die betroffene Person auch um Erlaubnis zu fragen.

In der Folge einige Beispiele, wie Anleiten zum *Einladen* werden kann:

Nach der Begrüßung einer Bewohnerin.

Nicht anleiten: »*Sie können jetzt aufstehen.*« Oder: »*Ich möchte Sie aufnehmen.*«
Lieber einladen: »*Darf ich Ihnen beim Aufstehen behilflich sein?*«

Auf den Stuhl zeigen.

Nicht anleiten: »*Bitte setzen Sie sich hier hin.*«
Lieber einladen: »*Hier ist der Stuhl für Sie bereit.*«

Den Waschlappen in die Hand geben.

Nicht anleiten: »*Jetzt können Sie noch das Gesicht waschen.*«
Lieber einladen: »*Möchten Sie das Gesicht selber waschen?*«

Den Pullover hinhalten.

Nicht anleiten: *»Bitte noch den Pullover anziehen.«*
Lieber einladen: *»Da wäre noch der Pullover.«*

Den Kamm in die Hand geben.

Nicht anleiten: *»Nun können Sie sich kämmen, hier ist der Spiegel.«*
Lieber einladen: *»Darf ich Ihnen den Spiegel zum Kämmen hinhalten?«*

Diese Redensweisen eignen sich für Menschen, die noch kommunikationsfähig sind.

Anleiten im herkömmlichen Sinn erklingt eher monoton: *»Jetzt können Sie noch das Gesicht waschen ... Gut, jetzt noch abtrocknen ... Bitte die Haare noch kämmen.«* Wenn man das so liest, klingt es befremdend. Beobachten Sie aber einmal, wie oft sich das im Alltag wirklich so abspielt. Es wird gerne vergessen, dass das nicht nur monoton, sondern auch belehrend wirkt. Eine Kundin im Kleidungsgeschäft beispielsweise wäre mit einer Unterstützung bei ihrem Einkauf sicher nicht glücklich, wenn die Verkäuferin zu ihr sagen würde: *»Jetzt könne Sie noch das tun ... Das können Sie so machen ... Und jetzt können Sie bitte noch das probieren.«*

Einladen anstelle von Anleiten wirkt dagegen lebendig. Es ist gut vorstellbar, dass eine Kundin sich gerne folgendermaßen bedienen lassen würde: *»Möchten Sie das auch noch probieren? ... Geht es so für Sie? ... Darf ich Ihnen dabei behilflich sein?«*

Wenn diese Äußerungen hintereinander gelesen werden, mag das eventuell überschwänglich klingen. Zwischen Handlungen platziert, ist es jedoch zuvorkommend, aber nicht übertrieben.

Kommt die Bewohnerin bei der Unterstützung in ihrer Körperpflege einer *Einladung* in empathischer Weise nicht nach, ist es besser, diese nicht zu wiederholen. Das könnte die Betroffene verunsichern oder bei ihr als Korrektur ankommen. In diesem Fall kann die *PP* die Pflegehandlung lieber selber ausführen und ihr Handeln mit empathischen Äußerungen begleiten: *»Geht es so für Sie? ... Darf ich hier noch abtrocknen?«*

Beim *Einladen* in der Pflege ist es nicht das Ziel, dass die Bewohnerin möglichst viel selber macht, sondern dass sie die Pflege als Selbstbestätigung und Zuwendung erfahren kann. Erfahrungsgemäß motiviert das viel mehr, als wenn sie Schritt für Schritt hört, was jetzt dran ist. Mit *Einladen* (nicht Anleiten) wird die Bewohnerin von sich aus aktiver.

Beispiel aus der Praxis – Herr Rieder

Herr Rieder ist leicht verwirrt und in den Bewegungen verlangsamt. Die Pflegende leitet ihn Schritt für Schritt an. Am Anfang scheint alles gut zu verlaufen, aber plötzlich schimpft er. Die Pflegende versucht ihn zu beruhigen und wieder zur Mithilfe zu motivieren. Er lässt sich zwar weiter pflegen, bleibt aber passiv. Plötzlich schimpft er wieder und schlägt nach der Pflegenden.

Das einerseits passive, andererseits aggressive Verhalten nehme immer mehr zu, berichten die Pflegenden.

Eine *Emp-Pflegende* übernimmt die weitere Pflege von Herrn Rieder. Sie achtet darauf, nicht als kompetente Person aufzutreten, die weiß, was zu tun ist.

Ihr Ziel ist es, dem Bewohner zu vermitteln, dass er noch vieles selber bestimmen kann und dass sein Mitdenken wertvoll ist. Sie möchte ihm Anerkennung geben, wenn er mithilft und bedient Herrn Rieder empathisch mit Sätzen wie: *»Darf ich die Knöpfe schließen? ... Geht das so für Sie? ... Möchten Sie sich selbst rasieren?«* Wenn Herr Rieder zögert, übernimmt sie die Pflegehandlung sofort für ihn, um ihn nicht zu überfordern.

Herr Rieder hilft im Laufe der Pflege aktiver mit und klopft ab und zu einen Spruch. Die Pflegende quittiert das mit Lachen. Auch bedankt sie sich für seine Mithilfe. Weil der Kontakt jetzt so gut ist, zeigt sie Herrn Rieder in besonderer Weise, dass seine Meinung wirklich gefragt ist. Sie fordert ihn auf: *»Sie können ruhig ein bisschen schimpfen, wenn ich etwas nicht recht mache.«* Das ermutigt den Bewohner, zu sagen, was ihn bedrückt. Ganz leise antwortet er: *»Nein, nein, hier muss man tun, was sie einem befehlen.«*

Wer hätte gedacht, dass das freundliche Anleiten, wie Herr Rieder es erfahren hatte, bei ihm als Befehlen ankommt.

4.9 Auf Äußerungen eingehen

Hinhörend pflegen, Äußerungen der Bewohnerin als Chance nutzen, sie zu bestätigen.

> **Definition**
>
> Verbale und nonverbale Äußerungen der Bewohnerin als Chance nutzen und empathisch darauf eingehen. So das Gefühl vermitteln, dass während der Pflege die Bewohnerin und ihre Bedürfnisse das Wichtigste sind.
>
> **Bei wem?**
>
> Prinzipiell bei allen betagten Menschen.
> Besonders wichtig bei Menschen, die viel reklamieren, jammern oder fordern.
>
> **Wie oft?**
>
> So oft wie möglich.

In der Pflege betagter Menschen geht es den Pflegenden oft darum, die Bewohnerin mit viel Liebe, Geduld und Aufmunterung zum Einverständnis und/oder Mitmachen während der Pflege zu bewegen. Somit ist die Pflegende im Vordergrund und die Bewohnerin gebeten, doch bitte mitzumachen.

In der *Emp-Pflege* wird die Bewohnerin zur Hauptperson (und nicht das Tun der Pflegenden). Die Bewohnerin kann erfahren, dass vor allem ihre Bedürfnisse während der Pflege im Vordergrund stehen, dass sie sogar als Expertin der eigenen Bedürfnisse geachtet wird.

Um das zu fördern, ist es wichtig, dass die *Emp-Pflegende* auf nonverbale und verbale Äußerungen der Bewohnerin achtet und einfühlend darauf eingeht.

Beispiele: Auf nonverbale Äußerungen eingehen

- Die Pflegende stützt die Bewohnerin mit einem Kissen. Dabei kratzt sich die Bewohnerin kurz am Arm. So kleine Gesten werden vielleicht nicht für wichtig erachtet. Es geht schließlich darum, dass die Bewohnerin bequem liegt, also fragt die Pflegende: »*Liegen Sie so gut?*« Das ist bestimmt korrekt. Das Tun der Pflegenden ist aber im Vordergrund.
  Wenn die kleine Geste des Kratzens auf Echo stößt: »*Juckt es hier?*«, gibt das der Bewohnerin das Gefühl, dass sie beachtet wird und dass das, was von ihr aus kommt, wichtig ist.
  Danach sollte die Pflegende sich natürlich auch vergewissern, ob das Kissen, das sie gegeben hat, richtig liegt.
- Die Bewohnerin räuspert sich.
  Pflegende: »*Händ si no e Chrott im Hals?*« (*Sind Sie noch etwas heiser?*)
- Die Bewohnerin schaut in den Spiegel und fährt sich kurz durch das Haar.
  Pflegende: »*Genau, die Haare sind noch nicht gekämmt.*« Wenn die Bewohnerin das gemeint hat, gibt es ihr ein gutes Gefühl, dass sie verstanden wird. Hat sie etwas anderes gemeint, wird sie das vermutlich jetzt aussprechen, denn sie hat erfahren, dass ihre Äußerungen (auch nonverbale) Beachtung finden. Sie sagt vielleicht: »*Ich habe so dünne Haare bekommen.*«
  Jetzt könnte die Pflegende die Bewohnerin mit Worten trösten wie: »*Aber dafür sind Sie so ein fröhlicher Mensch.*« Es ist gut möglich, dass die Bewohnerin dieses Kompliment zwar annehmen kann, aber wirklich verstanden fühlt sie sich nicht. Ihre Gedanken waren vermutlich im Augenblick bei ihren Haaren und die *PP* ist nicht darauf eingegangen. Im Hinterkopf bleibt vielleicht der Gedanke: Die junge Frau kann gut reden.
- Es lohnt sich, auf Äußerungen wie Haare oder Falten usw. einzugehen. Die Pflegende könnte auf die Äußerung der Bewohnerin betreffend dünnes Haar Folgendes antworten: »*Ist ihr Haar nicht mehr wie früher*«, oder: »*Ist es manchmal schwer, älter zu werden?*« Das löst das Gefühl aus, verstanden und ernst genommen zu werden.

Beispiele: Auf verbale Äußerungen eingehen

- Bewohnerin: *»Ich nehme den warmen Pullover.«*
  PP: *»Bei diesem kaltem Wetter.«*
- Bewohnerin: *»Die Bluse ist alt.«*
  Wenn die *PP* den Schwerpunkt *Auf Äußerungen eingehen* umsetzen will, sagt sie jetzt nicht: *»Aber sie steht Ihnen doch so gut.«* Sie könnte antworten: *»Gefällt sie Ihnen nicht mehr?«* Weil die Bewohnerin sich jetzt in ihrer Aussage ernst genommen fühlt, ist sie wahrscheinlich offener für ein Kompliment. Die *PP* könnte hinzufügen: *»Sie steht Ihnen aber immer noch sehr gut«* (dies besonders wenn die Bewohnerin kein anderes passendes Kleidungsstück zur Verfügung hat).
- Bewohnerin: *»Ich nehme die blaue Jacke zu dieser Hose.«*
  PP: *»Sie passt gut dazu.«*
- Bewohnerin: *»Die Tochter kommt nie zu Besuch«* (obwohl diese letzte Woche da war). Die *PP* muss nicht bestätigen, dass es so sei, wie die Bewohnerin sagt, wenn das nicht zutrifft. Sie kann einfach auf die Gefühle der Bewohnerin eingehen: *»Sehnen Sie sich nach ihr?«*

Auf so einfache, alltägliche Äußerungen eingehen, gibt der Bewohnerin das Gefühl, dass alles wichtig ist, was sie sagt oder nonverbal äußert. Die Betroffene denkt das kaum so, viel wichtiger ist es, dass sie das so erlebt, so fühlt. Die Betroffene rückt ins Zentrum. Erfahrungsgemäß wirkt das sehr positiv auf das Befinden der Bewohnerin und fängt Verhaltensauffälligkeiten unkompliziert auf.

Natürlich sind auch Informationen über die Pflegehandlungen wichtig, sie sollen aber nicht im Vordergrund stehen.

Die *PP* kann zügig weiter pflegen (nicht hetzen), während sie diesen Schwerpunkt anwendet. Das zügige Arbeiten gibt der Bewohnerin Sicherheit.

Für mich war es nicht immer einfach, spontan Worte zu finden, um auf Äußerungen der Bewohnerinnen einzugehen. Manchmal habe ich im Nachhinein überlegt, was ich hätte sagen können. So konnte ich diesen Schwerpunkt einüben.

Reklamationen als Chance nutzen

Auf Äußerungen eingehen, eignet sich auch bei Menschen, die viel reklamieren.

Bewohnerin:	»*Der Tee ist viel zu heiß.*«
PP:	»*Ja, man könnte sich noch den Mund daran verbrennen*«.
Bewohnerin:	»*Das Essen ist miserabel.*«
PP:	»*Haben sie ganz anders gekocht?*«

Häufige Klagen das Essen betreffend haben oft den Hintergrund, dass eine Bewohnerin damit ihre Unzufriedenheit mit sich selbst zum Ausdruck bringt. Die Erfahrung bestätigt, dass diesen Menschen mit der Umsetzung des Schwerpunkts *Auf Äußerungen eingehen* wirklich geholfen werden kann und sie weniger schimpfen müssen. Das ist befriedigend für die Betroffenen selber und für ihr Umfeld.

Bewohnerin:	»*Sie machen das ganz falsch, am besten gehen Sie gleich aus dem Zimmer.*«
PP:	»*Im Moment sind Sie gar nicht zufrieden mit mir.*«

Oft höre ich an dieser Stelle die Befürchtung, dass Bewohnerinnen noch viel mehr schimpfen und reklamieren werden, wenn Pflegende darauf eingehen. Die Erfahrung zeigt aber das Gegenteil. Menschen können dieses Verhalten ablegen, wenn sie sich verstanden fühlen.

Bewohnerin:	»*Ich habe solche Schmerzen.*«
PP:	»*Ist es heute ganz schlimm?*«
Bewohnerin:	»*Nicht nur heute, ich habe immer solche Schmerzen.*«
PP:	»*Das ist sicher schwer für Sie.*«
Bewohnerin:	»*Ich will aber nicht klagen.*«
PP:	»*Sie wollen tapfer sein.*«

> **Achtung**
>
> In einer solchen Situation bitte Schmerzmittel anbieten und abklären, ob die alltägliche Schmerztherapie genügend gewährleistet ist.

Weiteres Beispiel – Herr Raona

Herr Raona ist verwirrt, aber noch kommunikationsfähig. Er hat an diesem Abend schon einige Male geläutet, zum Teil wegen unwichtigen Kleinigkeiten. Nun läutet er schon wieder, die Pflegende kann aber jetzt nicht weg. Nach 20 Minuten betritt sie sein Zimmer. Er schimpft, man hätte ihn eine Stunde warten lassen, für alle hätte man Zeit, nur er komme immer zuletzt dran.

Variante 1

Freundliche Erklärung: »*Ich konnte nicht früher kommen. Im Moment wollen alle ins Bett gebracht werden. Ich bitte Sie um Verständnis.*«

Das mag freundlich sein, enthält aber einen versteckten Vorwurf und entspricht nicht der Ansicht von Herrn Raona. Die Pflegende geht nicht empathisch auf seine Äußerung ein.

Variante 2

Verständnisvolle und überzeugte Haltung: »*Ja, Sie mussten warten, das ist sicher unangenehm für Sie!*« Herr Raona ist jetzt kaum vollumfänglich zufrieden, aber längerfristig wird ihn dieser Umgang beruhigen.

Beispiel aus der Praxis – Herr Herbst

Herr Herbst kann sich verbal gut ausdrücken und hat auch keine Gehbehinderung. Trotzdem bleibt er beinahe Tag und Nacht im Bett. Die Pflege lässt er widerwillig über sich ergehen. Er steht nur auf, um zur Toilette zu gehen, im Lehnstuhl eine Zigarette zu rauchen oder die Mahlzeit im Pyjama oder Trainer am Tisch in seinem Zimmer einzunehmen. Wenn die *PP* ihn zu etwas anderem motivieren möchte, jagt er sie fort und sagt, dass er niemanden mehr sehen wolle.

Anlässlich einer Praxisbegleitung vermute ich, dass Herr Herbst sich so verhält, weil er mit allem was über Bett, Tisch, Toilette und Lehnstuhl hinausgeht, überfordert ist. Natürlich ist er sich dessen nicht bewusst.

Neben dem Schwerpunkt *Auf Äußerungen eingehen* kommt bei Herrn Herbst auch der Schwerpunkt *Führung übernehmen* (▶ Kap. 4.6) stark zum Tragen.

Während der Pflege gehe ich empathisch auf die Äußerungen des Bewohners ein, auch wenn er schimpft.

Herr Herbst:	*»Waschen, so ein Blödsinn, ich will meine Ruhe haben.«*
Ich:	*»Es tut mir leid, dass ich Sie gestört habe.«*

Er schimpft weiter:

	»Aber wenn ich dann läute, heißt es warten.«
Ich:	*»Das ist sicher unangenehm für Sie.«*
Herr Herbst:	*»Passen Sie doch auf, Sie tun mir weh.«*
Ich:	*»Entschuldigung, das wollte ich nicht.«*

Zwischendurch informiere ich nur kurz über die einzelnen Schritte in der Pflege, frage aber in seiner Situation nicht, ob ihm mein Vorgehen recht sei. Bei Überforderung, wie ich sie bei Herrn Herbst vermute, kann jede Frage verunsichern, was zu weiterer Unzufriedenheit führt. Er braucht es jetzt, dass ich einfühlend auf seine Äußerungen eingehe und mich nicht verunsichern lasse durch sein Verhalten. Ich arbeite also zügig weiter. Manchmal schweigt Herr Herbst, macht aber ein mürrisches Gesicht.

Dann schimpft er wieder: »*Die Putzerin* (Frau die das Zimmer reinigt) *braucht heute nicht zu kommen.*«

»*Haben Sie es nicht gerne, wenn Sie gestört werden?*« Damit sage ich nicht, dass die Reinigungskraft heute nicht kommen werde. Ich zeige ihm mit diesen Antworten lediglich, dass ich ihm zuhöre und dass ich verstehe, was er meint.

Als ich den befleckten Pyjama zu der Schmutzwäsche lege, schimpft er wieder: »*Das geht noch lange, in der Wäsche geht das Zeug nur kaputt.*«

Ich erwidere: »*Tragen Sie gerne Sorge zu Ihren Kleidern?*«

Es ist wichtig, dass ich dieses Vorgehen nicht als Taktik anwende, das würde Herrn Herbst wenig helfen. Wenn ich die Überforderung, die hinter dem unfreundlichen Verhalten des Bewohners verborgen ist, auffangen will, braucht er es, dass ich wirklich empathisch auf ihn eingehe. Vielleicht finde ich nicht immer eine passende Antwort. Meine Haltung, Herrn Herbst zeigen zu wollen, dass ich ihn so wie er ist ernst nehme, ist entscheidend.

Zwischendurch kann ich auch in ganz einfachen Sätzen den Schwerpunkt *Anerkennen, Nachfragen* anwenden: »*So geht es gut ... Geht es so für Sie? ... Danke, dass Sie beim Drehen mithelfen.*«

Weil er noch ärgerlich ist, passe ich mich jedoch seiner Stimmung an (*Wahrnehmen der Stimmung*), spreche die Anerkennung eher beiläufig, in sachlichem Ton aus und lasse bewusst Gesprächspausen entstehen. In seiner Stimmung würde eine betont freundliche Stimme oder zu viel Reden ihn noch zusätzlich reizen.

Herr Herbst fühlt sich zunehmend akzeptiert, was ihm guttut. Er wird ruhiger und äußert auch einmal etwas anderes als Ärger. Jetzt ist es wichtig, vor allem auf seine Äußerungen einzugehen und nicht von mir aus Themen einzubringen. Der Bewohner soll erleben, dass er als Person (und nicht die Pflege) im Mittelpunkt steht. Dass er die Hauptperson ist, soll von ihm auch so empfunden werden können.

Herr Herbst: »*Ich nehme noch die Jacke.*«
Ich: »*Genau, dann haben Sie es schön warm.*«

Sein Schimpfen, das noch nicht ganz vorbei ist, wird sachlicher.

Herr Herbst: »*So ein Sauwetter.*«
Ich unterstütze ihn: »*Genau, schon gestern hat es geregnet.*«
Der Bewohner wird noch gesprächiger und muss immer weniger schimpfen. Vereinzelt können wir zusammen auch ein wenig lachen.

Im Anschluss an die Pflege informiere ich den Bewohner, dass ich den Aschenbecher leeren werde und das Wasserglas auswasche (*Führung übernehmen*). Danach wische ich noch seinen Tisch ab.

Die Pflegenden, die im Hintergrund beobachten, sind erstaunt, dass er das ohne weiteres zulässt. Sonst gibt er heftigen Widerstand bei diesen Verrichtungen, weil er es selber mache (was er dann doch nicht tut). Beim Verabschieden ist er fröhlich und entspannt.

Herr Herbst wird weiterhin in dieser empathischen Weise gepflegt. Er kann sich mehr öffnen und ist vor allem zufriedener mit sich und der Umwelt. Teilweise lässt er sich jetzt doch ermutigen, einmal das Zimmer zu verlassen und nimmt sogar an einem Festessen teil.

Für die Pflegenden ist jetzt die Pflege und der Umgang mit Herrn Herbst bedeutend einfacher und angenehmer.

(▶ Kap. 13, *Beglaubigte Berichte*)

Keine Angst vor Fehlern

In einer Praxisbegleitung frage ich eine Bewohnerin, die ich noch nicht kenne, ob ich ihr beim Anziehen der Jacke behilflich sein dürfe. Sie schaut mich mit großen Augen an. Ich gehe davon aus, dass sie mich nicht verstanden habe, nehme bewusst Augenkontakt auf, bleibe einen Moment mit ihr im Blickkontakt, halte ihr erneut die Jacke hin und wiederhole: »*Ich helfe Ihnen die Jacke anzuziehen.*« Jetzt wird es ihr zu bunt und sie sagt: »*Glauben Sie, ich sei en Tubel?*« (sei blöde).

Jetzt erkenne ich natürlich, wie falsch ich in der Annahme lag, dass sie mich nicht verstehe und entschuldige mich: *»Entschuldigung, das war blöd von mir. Ich dachte, Sie brauchen Hilfe.«* Die Bewohnerin lächelt. Wir reden noch kurz über etwas Banales. Dann verabschiedet sie sich fröhlich.

Meine Fehleinschätzung kann für die Bewohnerin sogar ein positives Erlebnis werden, sofern ich mich entschuldige. Betagte Menschen sind in ihrem Können im Vergleich zu ihren früheren Möglichkeiten meistens sehr eingeschränkt. Es kann auf sie auch positiv wirken, dass anderen auch nicht alles gelingt, ich wiederhole: sofern diese sich für ihr Missgeschick entschuldigen!

Wäre ich mit meiner Vermutung falsch gelegen, dass Herr Herbst (im vorherigen Beispiel aus der Praxis) überfordert sei, hätte er auf die angewandten Schwerpunkte nicht positiv reagiert. Dadurch hätte ich feststellen können, dass ich den Grund seiner Ablehnung noch nicht erkannt hätte und ich hätte ein anderes Vorgehen versucht. Es ist kein Problem, wenn es mehrere Tage dauert, bis die passenden Schwerpunkte gefunden werden, denn die jeweilige Problematik ist meistens auch über einen längeren Zeitraum entstanden.

4.9.1 Auf Äußerungen eingehen bei desorientierten Menschen

Beispiel aus der Praxis – Frau Pozzi

Frau Pozzi ist hoch betagt und dement in fortgeschrittenem Stadium. Sie redet sehr viel – zeitweise ununterbrochen – vor sich hin oder mischt sich in Gespräche von anderen ein. Ihre Worte können gut verstanden werden, ergeben aber keinen erkennbaren Sinn. Sie kann geschriebene Texte noch ablesen, wiederholt einen Satz jedoch unzählige Male. Dadurch fühlen sich andere Mitbewohnerinnen belästigt. Wenn Frau Pozzi nicht redet, ist sie beschäftigt mit dem Falten der Serviette oder des Kleiderrandes. Sie ist fast immer aktiv.

Demente Menschen, die andauernd reden, ständig Stoffe falten oder andere Bewegungen monoton wiederholen, tun das nicht, weil sie das wollen, sondern weil sie glauben, etwas erreichen oder erledigen zu müssen. Sie versuchen, sich selber oder ihr Umfeld endlich zufrieden zu stellen. Lässt man sie einfach gewähren, ist das in keiner Weise hilfreich für sie, im Gegenteil, diese letzte Zeit kann zur anstrengendsten Phase ihres Lebens werden, weil sie ständig arbeiten oder Dinge erledigen müssen.

Hinter solchem Tun verbirgt sich (wie bei allen Verhaltensauffälligkeiten dementer Menschen) ein Bedürfnis, zum Beispiel: Etwas Sinnvolles zu tun, ernst genommen oder respektiert zu werden. Gelingt es während der Pflege, auf solche (versteckten) Bedürfnisse einzugehen, können diese Menschen sich entspannen und zur Ruhe kommen. Die Pflege und alltägliche Handlungen, wie Essen servieren oder zur Toilette führen, eignen sich vorzüglich, diesen Menschen teilweise oder umfassend das zu geben, was sie brauchen.

Ich begleite eine Pflegende bei der Morgentoilette von Frau Pozzi. Sie nimmt mit der Bewohnerin Augenkontakt auf und begrüßt sie: »*Guten Morgen Frau Pozzi, Sie sind ja schon wach.*«

Die Bewohnerin beginnt sofort zu reden: »*Ja, dort drüben ist ... ich war da, aber sie haben die ersten ...*«

Die *PP* ist geduldig. Sie nimmt wieder Augenkontakt auf und fragt, ob sie Frau Pozzi waschen dürfe.

Die Bewohnerin gibt fragend Antwort: »*Waschen?*« Sie schaut die Pflegende einen Moment lang an. Das scheint gar nicht in ihren Gefühlszustand zu passen. Sie lässt sich aber nur kurz aus ihrem Konzept bringen, dann redet sie weiter: »*Ja, das ist noch mehr ...*«

Die PP beginnt mit der Pflege. Diese auf einen späteren Zeitpunkt zu verschieben, würde die Situation nicht verändern. Frau Pozzi ist ja meistens am Reden. Die *PP* informiert: »*Ich schlage jetzt die Decke etwas zurück.*« Sie redet ruhig und freundlich: »*Jetzt ziehe ich das Nachthemd aus … Darf ich den Arm waschen?*« usw.

Die Bewohnerin ist offensichtlich in ihrer Welt und weit weg von dem, was hier geschieht. Ihre vielen Worte ergeben weiterhin keinen erkennbaren Sinn.

Die *PP* arbeitet weiter, versucht aber, Frau Pozzi nicht zu übergehen. Darum erklärt sie auch in einfachen Worten die einzelnen Schritte ihres Handelns.

Die beiden sind aber nicht auf der gleichen Wellenlänge. Es ist nur möglich, dass sich die Pflegende auf die Wellenlänge von Frau Pozzi begibt und nicht umgekehrt. Mit dem Schwerpunkt *Auf Äußerungen eingehen* ist das während der alltäglichen Pflege sehr gut möglich.

Nach ca. zehn Minuten übernehme ich die weitere Pflege von Frau Pozzi. Die Betroffene stört es nicht, dass plötzlich eine andere Person bei ihr ist. Das Geschehen um sie herum scheint so oder so nicht in ihr inneres Erleben zu passen.

Sie beginnt auch mit mir sofort zu reden: »*Er war gerade dort und hat die andere …*«

Ich gehe darauf ein: »*Die andere?*«

Sie: »*Ja, das war am Abend …, nein gestern …*«

Ich: »*Ach so, gestern.*«

Während unseres *Gesprächs* kann ich ruhig fortfahren in der Pflege. Die Handlung ist für Frau Pozzi nicht wichtig. Wesentlich ist für sie, dass jemand teilnimmt an dem, was sie beschäftigt.

Sie fährt fort in ihrem Reden: »*Die anderen … war gerade …*«

Da ich jetzt keinen Anhaltspunkt finde, auf den ich eingehen kann, kann ich den Schwerpunkt *Mehrdeutige Antworten* (▶ Kap. 4.6) anwenden: »*Ach so.*«

Sie etwas vorwurfsvoll: »*Aber sie hat gar nicht …*«

Der Vorwurf scheint nicht mir zu gelten, es hörte sich eher so an, dass sie ihrem Entsetzen über *sie* (wen immer sie damit meint) Ausdruck geben will.

Das kann ich unterstützen, indem ich den vorwurfsvollen Ton von ihr aufnehme: »*Ja so etwas!*«

Jetzt lacht sie: »*Oben waren sie sehr viel, dabei, ... es ist ein großer ...*«

Ich gehe auf den Schluss ihrer Äußerung ein und lache mit: »*Ein großer ...*«

Die ganze Zeit über pflege ich weiter und gehe gleichzeitig auf ihre Äußerungen ein.

Teilweise informiere ich sie kurz, was ich mache, das scheint aber kaum bei ihr anzukommen. Sie will einfach reden und erleben, dass jemand wirklich dort teilnimmt, wo sie innerlich ist. Wenn ich vorwiegend auf den Tonfall höre und darauf eingehe, ist es möglich, dass die Bewohnerin sich in ihrem Erleben verstanden und vor allem nicht allein gelassen fühlt.

Es scheint sie wenig zu stören, dass meine Handlungen (Pflege) an ihr nicht zu dem passen, was sie mit mir redet. Teilweise hilft sie ein wenig in der Pflege mit, wichtig bleibt jedoch das Gespräch. Wie in anderen Beispielen schon erwähnt, ist es auch für Frau Pozzi wesentlich, dass ich häufig in die Knie gehe, während sie bei der weiteren Pflege sitzt. Nur so ist ein empathischer, ihrer Stimmung entsprechender Augenkontakt möglich.

Man kann sich das folgendermaßen vorstellen: Zwei Personen putzen zusammen einen Raum. Diese Zeit können sie nutzen, um zu plaudern. Es wäre störend, wenn eine von beiden ständig mitteilen würde, was sie gerade tut, dass sie jetzt den Lappen nimmt, jetzt noch diesen Fleck wegwischt usw. Das Austauschen ist wesentlich, nicht die Handlung.

Frau Pozzi und ich waren während der ganzen Pflege intensiv im *Gespräch*. Sie hat wiederholt gelacht und ich konnte mitlachen. Die Bewohnerin schien die Begegnung genossen zu haben. Dabei konnte ich zügig arbeiten.

Wer die deutsche Sprache nicht versteht, wäre überzeugt, dass wir ein lebendiges Gespräch unter zwei Personen führten, die sich gut kennen und würde nicht ahnen, dass ich den Inhalt des Gespräches nicht verstanden habe, sondern nur auf die verständlichen Satzteile und vor allem auf den Tonfall der Bewohnerin eingegangen bin. Für Frau Pozzi war das tatsächlich ein gutes Gespräch mit jemandem, der sie versteht.

Für mich ist eine solche Begegnung in keiner Weise etwas Gespieltes. Demente Menschen haben eine hohe Gefühlskompetenz. Einen Umgang, der nicht von Herzen kommt (gespielt ist), würden sie unbewusst wahrnehmen und weniger positiv darauf reagieren. Die wechselnden Gefühle der Bewohnerin können durch Beobachten der Körpersprache und des Tonfalls wirklich verstanden werden. Die Verständigung findet in einer solchen Situation weniger auf der intellektuellen Ebene, dafür umso intensiver auf der Gefühlsebene statt.

Die Pflegende, welche mit der Pflege von Frau Pozzi begonnen hatte, begleitet jetzt die Bewohnerin ins Wohnzimmer und serviert ihr das Frühstück. Jetzt verzichtet sie auf Infos und geht in oben geschilderter Weise auf Frau Pozzi ein. Die beiden *unterhalten* sich und lachen zusammen, während die *PP* das Frühstück serviert. Sie sagt danach, dass ihr der Umgang mit Frau Pozzi wesentlich mehr Spaß mache, wenn sie im *Gespräch* auf sie eingehe. Das war an ihrem Gesichtsausdruck auch leicht abzulesen.

Frau Pozzi wird weiterhin auf diese Art und Weise gepflegt. Sie kann viel ruhiger werden und scheint ganz zufrieden mit sich zu sein. Den letzten Teil ihres Lebens kann sie in dieser Weise entspannt begehen.

(▶ Kap. 13, *Beglaubigte Berichte*).

4.10 Drei-Sekunden-Verzögerung

Die Äußerung des Gegenübers einen Moment stehen lassen und somit würdigen, bevor eine Antwort gegeben wird.

Definition

Nach einer Äußerung der Bewohnerin zwei bis drei Sekunden abwartend im Augenkontakt bleiben, bevor weiter gepflegt oder eine Antwort gegeben wird. Damit signalisieren, dass die Äußerung (auch wenn sie nur aus einem Wort besteht) auf Interesse stößt und als wichtig erachtet wird. Das regt zu weiteren Äußerungen an.

Bei wem?

Besonders wichtig bei ruhigen, wortkargen Bewohnerinnen. Führt auch in alltäglichen Gesprächen zu vertieftem Verständnis.

Wie oft?

Oft während einer Pflegehandlung oder eines Gespräches.

Dieser Schwerpunkt wird besonders bei sehr (zu) ruhigen, geistig abgebauten Menschen angewendet, wie in folgendem Beispiel zu beobachten ist. Ebenfalls wird aufgezeigt, dass unscheinbare Kleinigkeiten in der *Emp-Pflege* sehr wesentlich sein können.

Beispiel aus der Praxis – Herr Rot

Herr Rot liegt teilnahmslos im Bett. Während der Pflege wirkt er verschlossen, schaut von der Pflegenden weg und antwortet knapp, wie: »*Das ist mir egal.*« Es konnte jedoch beobachtet werden, dass er sich bei außenstehenden Personen beklagt, dass das kein gutes Heim sei und man zu wenig Hilfe bekomme usw. Noch vor wenigen Wochen zeigte er Schamgefühle und klemmte die Beine bei der Intimtoilette zusammen. Jetzt scheint er resigniert zu haben und die Pflege einfach über sich ergehen zu lassen.

Bei einer Praxisbegleitung kann ich die Pflegende beobachten. Sie spricht Herrn Rot freundlich an, fragt, ob er schon gewartet hätte und ob sie ihn jetzt pflegen dürfe. Dabei sucht sie Augenkontakt. Herr Rot gibt knappe Antworten. Die *PP* informiert freundlich über die einzelnen Pflegeschritte. Der Bewohner scheint gut zu verstehen, hilft beim Drehen oder hebt das Bein, damit die Pflegende letzteres eincremen kann. Die *PP* bedankt sich bei ihm für die Mithilfe. Herr Rot bleibt einsilbig und wirkt verschlossen. Wieder versucht die Pflegende, mit ihm in einen empathischen Kontakt zu kommen. Während sie die Socken anzieht, fragt sie: »*Geht es so für Sie?*« Herr Rot antwortet teilnahmslos: »*Ja.*«

Hier unterbrechen wir die Pflege und besprechen Folgendes:

Solch freundlicher Umgang, in diesem Fall sogar mit klar empathischem Ansatz (*bewusster Augenkontakt, Anerkennen, Nachfragen*), ist nicht automatisch der im Moment passende Umgang. Die Pflegende ist zwar freundlich, informiert, lädt zur Mithilfe ein und ist froh, wenn der Bewohner positiv reagiert und sogar etwas mithilft. Sie agiert und der Bewohner reagiert. Sie sendet Botschaften (fragt ob es geht, gibt Infos, lädt zur Mithilfe ein) und hofft, dass der Bewohner auf Empfang ist, indem er mitmacht oder die Pflege zulässt.

Sie beachtet in diesem Fall die Reaktion des Bewohners zu wenig. Hätte sie nämlich berücksichtigt, dass ihr Vorgehen bei Herrn Rot nicht ankommt, hätte sie Gelegenheit gehabt, die Schwerpunkte zu suchen, auf die der Bewohner positiv reagieren kann.

In der *Emp-Pflege* wird die Pflege an sich (ich sage es einmal provokativ) beinahe Mittel zum Zweck. Die *Emp-Pflegende* ist sich bewusst, dass weder ihre Info noch ihre freundlichen Worte noch die Pflege selbst wesentlich sind. Was zählt, ist, dass sie auf verbale und auch nonverbale Äußerungen achtet und diese als

Chance nutzt, darauf einzugehen. So kann sie die Bewohnerin dort abholen und begleiten, wo diese im Moment innerlich ist.

Die Pflege kann dabei zügig ausgeführt werden, auch wenn die empathische Verbindung höher gewichtet wird als die Pflegehandlung.

Drei-Sekunden-Verzögerung

Während Herr Rot weiter gepflegt wird, beachtet und quittiert die Pflegende Äußerungen von ihm ganz bewusst. Herr Rot schaut jetzt öfters zu ihr hin, bleibt aber passiv. Etwas ganz Unscheinbares, aber Wesentliches fehlt noch.

Da ich über Funk mit der Pflegenden in Verbindung bin, kann ich sie unterstützen, ohne dass der Bewohner gestört wird. Ich fordere sie auf, wenn sie auf eine Äußerung von Herrn Rot eingegangen ist, noch kurz im Augenkontakt mit ihm zu bleiben, bevor sie mit der Pflege fortfährt. Ich kann das folgendermaßen unterstützen: Die Pflegende nimmt wieder direkten Kontakt mit dem Bewohner auf, indem sie fragt: *»Geht es so?«* Herr Rot bejaht und ich zähle eins, zwei, drei. Erst dann fährt die Pflegende weiter. Durch diese zwei bis drei Sekunden lange Unterbrechung der Handlung vermittelt sie dem Bewohner, dass seine Äußerungen auf echtes Interesse stoßen und wichtig geachtet werden. Dieses Vorgehen wiederhole ich. Bei einer Äußerung des Bewohners zähle ich jedes Mal: eins, zwei, drei. Ich nenne es die *»Drei-Sekunden-Verzögerung«*. Oft wollte die Pflegende schon weiterfahren, mein Zählen holte sie aber zurück und sie blieb noch zwei bis drei Sekunden im Augenkontakt mit dem Bewohner, bevor sie weiterfuhr in der Pflege. Schon bald wird Herr Rot gesprächiger.

Auch bei der Pflegenden verändert sich etwas. Während der *Drei-Sekunden-Verzögerung* verspürt sie wiederholt den Impuls, nochmals etwas zu sagen, bevor sie fortfährt.

Beispiel

PP: »Möchten Sie den Pullover anziehen?« Herr Rot: *»Ja.«* Ich zähle eins, zwei, drei. In diesem Moment fühlt die Pflegende den Impuls, noch etwas zu sagen: *»Dann haben Sie es schön warm.«* Herr Rot lächelt. Die Pflegende bleibt noch einmal zwei bis drei Sekunden im Augenkontakt.

Es geht nicht um die perfekten Antworten, sondern darum, dass die PP den Bewohner wirklich spürt. Diese unscheinbaren Momente fördern das wunderbar. Der empathische Kontakt fließt jetzt zwischen den beiden. Herr Rot ist viel lebendiger. Wiederholt lacht er, was die Pflegende erwidert.

Eine zweite Pflegende, welche das Ganze mitbeobachtet hat, übernimmt den letzten Teil der Pflege. Auch bei ihr zähle ich unmittelbar im Anschluss an Kontakte eins, zwei, drei. Sie macht dieselben positiven Erfahrungen.

Die Pflegenden erzählen bei der Nachbesprechung, dass Herr Rot schon lange nicht mehr so fröhlich war bei der Pflege. Auch für sie sei die sonst eher freudlose Pflege von Herrn Rot freudvoller gewesen. Sie konnten aber an sich selber und beim Beobachten der Kollegin feststellen, dass diese *»Drei-Sekunden-Verzögerungen«* absolut nicht selbstverständlich sind. Im Gegenteil, der Impuls, eine Antwort der Bewohnerin (oder grundsätzlich eines Mitmenschen) abzuwarten, dann aber sofort weiterzuarbeiten oder unmittelbar etwas zu erwidern, scheint in unserer Kultur fest verankert zu sein.

Oft ersetze ich das Zählen auch mit: *»Schauen, spüren, weiter.«* Gemeint ist: Die Bewohnerin noch einen Moment anschauen, sich kurz einfühlen und erst dann weiterarbeiten.

Ich wiederhole: Diese Momente sind sehr wesentlich! Der Bewohner fühlt sich tief ernst genommen. Bei der Pflegenden fördert es die Fähigkeit, auf unkomplizierte und effiziente Weise empathisch mitzufühlen.

(▶ Kap. 13, *Beglaubigte Berichte*)

Ein Nachteil bei dieser und vielen anderen Praxisbegleitungen ist, dass eine Pflege (zwecks Erklärungen) zwischendurch unterbrochen werden muss und die Pflegeperson unter Umständen wiederholt ausgewechselt wird. Weil die *Emp-Pflege* das Wohlbefinden der Bewohnerin jedoch positiv unterstützt, scheint mir das zumutbar.

Drei-Sekunden-Verzögerung in Alltagsgesprächen

Teilweise ertappe ich mich selbst bei folgendem Verhalten:
Ich bin mit meinem Ehemann Pius im Gespräch. Während er noch redet, glaube ich zu wissen, was er noch sagen wird und bilde bereits meine Antwort. Ich warte jedoch ab, bis er ausgeredet hat. Dann sage ich das, was ich schon in der Mitte seiner Äußerung sagen wollte. Wenn Pius gleich vorgeht, können wir schön aneinander vorbeireden. Das Gespräch bleibt oberflächlich. Wenn es sich um ein Konfliktgespräch handelt, fühlen sich beide unverstanden.

Gelingt es einem von beiden, aus diesem *Nicht-wirklich-Zuhören* auszusteigen und bis zum Schluss einer Aussage aufmerksam zuzuhören und das Gehörte kurz wirken zu lassen (*Drei-Sekunden-Verzögerung*), bevor die Antwort folgt, kann sich das Gespräch positiv wenden.

Seit ich Pius bewusst zuhöre, bevor ich weiterrede (*Drei-Sekunden-Verzögerung*, nicht als Taktik, sondern um sicherzugehen, dass das Gegenüber wirklich ausgesprochen hat), erzählt mein Ehemann viel mehr als früher, wo er manchmal wortkarg war. Wenn ich eine kurze Pause lasse, nachdem er ausgeredet hat, setzt er oft noch etwas hinzu, manchmal zwei bis drei Mal, bevor ich etwas sage. So erfahre ich viel mehr von seinen Gedanken als früher.

Wiederholt erzählten *Emp-Pflegende* und andere Personen, dass Gespräche mit Partnern oder Drittpersonen viel ruhiger und konstruktiver verlaufen, seit sie besser zuhören *(Drei-Sekunden-Verzögerung)* und vermehrt empathisch reagieren.

Sogar Gespräche mit pubertierenden Kindern wurden auf diese Weise wieder möglich, wo zuvor Situationen sehr schwierig waren.

4.11 Konzentrierte Zuwendung

Die Bewohnerin erfährt: Ich werde nicht vergessen, werde persönlich beachtet und wertgeschätzt.

Definition

Sich 15 Sekunden bis 3 Minuten mit voller Aufmerksamkeit einer Bewohnerin zuwenden. Sie ganz persönlich ansprechen, z. B. sie besonders begrüßen oder ihr ein Kompliment machen. Ihr damit zeigen, dass sie beachtet und wertgeschätzt und dass sie nicht vergessen wird.

Bei wem?

Bewohnerinnen, die häufig jammern, reklamieren, schimpfen, viel läuten und/oder unruhig sind.

Wie oft?

Drei bis fünf Mal am Tag, jeweils 15 Sekunden bis 3 Minuten, *zusätzlich* zum alltäglichen Umgang.

Bewohnerinnen, die häufig jammern, reklamieren und schimpfen, fühlen sich oft vernachlässigt, benachteiligt oder verlassen. Es sind teilweise Bewohnerinnen am Anfang der Verwirrung, also realisieren sie, dass sie die Kontrolle über sich selber verlieren. Diese Menschen erleben unendlich viele Misserfolge, weil alles, was früher einmal so gut geklappt hatte, nicht mehr funktioniert. *Konzentrierte Zuwendung* hilft auch nicht verwirrten Menschen, wenn sie unruhig sind, viel reklamieren oder ständig läuten. Diese Personen werden meistens ganz und gar nicht weniger beachtet als andere. Sie empfinden das aber häufig so.

Regelmäßige *Konzentrierte Zuwendungen*, zusätzlich zum alltäglichen Umgang, können ihnen das Gefühl vermitteln, respektiert zu werden, sich wertvoll und angenommen zu fühlen. Wenn dadurch ihre häufigen Forderungen abnehmen, ist ihnen und ihrem Umfeld geholfen.

Beispiele einfacher *Konzentrierter Zuwendung*, zusätzlich zum alltäglichen Umgang

- »Guten Tag Herr Lang, heute scheint die Sonne wieder, da gehen Sie sicher wieder spazieren.«
- »Guten Tag Herr Lang, dieses Regenwetter wieder, nur gut, dass wir eine gute Heizung haben.«
- Im Vorbeigehen: »Herr Lang, es gibt bald Mittagessen, ich wünsche Ihnen einen guten Appetit.«
- Im Vorbeigehen Herrn Lang im Zimmer kurz kontaktieren: »Herr Lang, ich war gerade in der Nähe. Da dachte ich, ich könnte schnell schauen, wie es Ihnen geht.«
- Vor dem Feierabend sich bewusst von Herrn Lang verabschieden: »Gute Nacht Herr Lang, ich wünsche Ihnen einen guten Schlaf. Wir werden uns ja morgens wiedersehen.« Zum Abschied (auch zur Begrüßung) die Hand zu reichen, unterstreicht die Zuwendung noch.
- Kleine Komplimente über Schmuck, Frisur, Kleidung sind auch meistens passend, denn Menschen tragen schöne Dinge ja, damit diese gesehen werden.
- Beispiel: Eine PP sagt zu einem Bewohner: »Herr Walser, waren Sie beim Friseur?« Dieser antwortet: »Ja, schon vor drei Tagen, aber niemand hat es bemerkt.«
- Oft mögen gerade auch Männer Komplimente, über die schöne Krawatte, das Rasierwasser, den rüstigen Gang, dass sie so viel wissen, über … usw.

Konzentrierte Zuwendungen können auch ganz einfache Bemerkungen über das Wetter oder die Jahreszeiten sein. Nicht der Inhalt der Worte ist das Wesentliche, sondern, dass die Bewohnerin erfährt, dass sie beachtet wird. Menschen, die ein Manko in sich tragen, sind einfach häufiger auf solche Begegnungen angewiesen als andere. Grundsätzlich erbaut es die allermeisten Menschen, wenn sie beachtet werden.

Das erlebe ich zum Beispiel, wenn ich in den Dorfladen gehe. Jede Verkäuferin begrüßt mich mit Namen, auch wenn sie mir gar nicht bekannt ist. Ich denke, sie achten einfach auf den Namen, den sie von einer Verkäuferin hören, die mich kennt. Es tut einfach gut, so freundlich begrüßt zu werden.

Eine *Konzentrierte Zuwendung* kann sehr gut beim Servieren des Essens oder bei kleinen Hilfeleistungen praktiziert werden. Dabei wird beachtet, dass die Empfängerin der Zuwendung ganz bewusst wohltuende Beachtung findet. Nicht die Länge einer solchen Begegnung ist entscheidend, sondern dass die Pflegende empathisch und mit *voller Aufmerksamkeit* dabei ist. Wird eine Bewohnerin *zusätzlich zum alltäglichen Umgang* täglich drei bis fünf Mal in dieser Weise kontaktiert, kann das ihre Stimmungslage sehr positiv beeinflussen.

Verständliche Einwände

Ich kann es gut verstehen, wenn Pflegende einwenden, dass solche Zuwendungen doch zum ganz normalen Umgang mit den Bewohnerinnen dazugehören. Das stimmt natürlich. Es gilt aber Folgendes zu beachten: Es ist nicht gemeint, eine Bewohnerin freundlich anzusprechen, wenn diese in ihr Zimmer begleitet oder ihr beim Umziehen geholfen wird. Das gehört zu einem freundlichen Umgang einfach mit dazu. Beim Schwerpunkt *Konzentrierte Zuwendung* geht es darum, der Bewohnerin eine spezielle Aufmerksamkeit entgegenzubringen, wenn die *PP* vom Tagesablauf her Dinge tun, die nichts mit der betreffenden Bewohnerin zu tun haben. Es ist also erforderlich, dass eine Pflegende einige Male am Tag unabhängig von ihrer momentanen Arbeit an diese bestimmte Bewohnerin denkt. Zur Verdeutlichung folgen auch hier Beispiele.

Beispiel aus der Praxis – Frau Hess

Frau Hess ist in einem frühen Stadium der Verwirrung. Sie kann noch selbständig aufstehen, verlegt ihre Sachen häufig und vergisst vieles. Sie ist oft schlecht gelaunt. Besonders beim Essen schimpft sie andauernd und laut. So prägt sie die Stimmung sehr negativ, was eine große Belastung für die Mitbewohnerinnen sowie für die Pflegenden bedeutet.

Es wird beschlossen, dass Frau Hess neben den alltäglichen Kontakten regelmäßig mindestens drei bis fünf Mal am Tag *Konzentrierte Zuwendung* durch eine *Emp-Pflegende* erhält.

Wenn Frau Hess wieder sehr früh aufgestanden ist und schon vor dem Frühstück am Tisch sitzt, kann das mit folgenden Worten anerkannt werden: »*Frau Hess, Sie sind ja wieder als Erste bereit für das Essen.*« Der Bewohnerin fällt nicht auf, dass sie noch einige Male am gleichen Tag spezielle Beachtung findet. Für sie scheint es aber der passende Schwerpunkt zu sein, denn sie kann diese kleinen Zuwendungen gut annehmen.

Schon nach einigen Tagen schimpft Frau Hess nicht mehr so oft beim Essen. Nachdem sie am Abend verabschiedet wurde, setzt sie sich jetzt regelmäßig in die Nähe des Liftes und freut sich riesig, der Pflegenden noch einmal kurz zu begegnen. Auch hier ist es wichtig, dass die Pflegende kurz in die Knie geht, wenn sie sich nochmals von Frau Hess verabschiedet, damit sie sich einen Moment lang auf Augenhöhe begegnen können. Sich einen Moment zu ihr zu setzen, wäre natürlich auch eine gute Möglichkeit, setzt aber unter Umständen nicht die passenden Signale. Die Pflegende möchte ja gehen und sich nicht für ein Gespräch hinsetzen.

Es dauert nur ein paar Wochen, bis Frau Hess ganz verändert ist. Das Essen wird manchmal noch kritisiert, aber nicht mehr so oft oder so laut, dass es stört. Sie wird eine freundliche alte Dame, die gerne lacht. Oft tröstet sie sogar andere.

Nach einigen Monaten kehrt das häufige Reklamieren teilweise zurück. Erst jetzt wird den Pflegenden bewusst, dass die *Konzentrierten Zuwendungen* nicht mehr regelmäßig stattfinden. Frau Hess braucht dies wirklich regelmäßig, drei bis fünf Mal am Tag. Die kurzen Begegnungen von je 15 Sekunden bis zu drei Minuten belasten den Zeitrahmen kaum, dürfen aber nicht vergessen werden. So kann Frau Hess zufrieden leben. Das ist auch für ihr Umfeld angenehm.

Das mag sehr einfach klingen. Es ist aber entscheidend, dass *Konzentrierte Zuwendung* mit *voller Empathie, voller Aufmerksamkeit* und *regelmäßig* durchgeführt wird.

Weiteres Beispiel – Herr Loser

Herr Loser lebt in einem Altersheim, ist aber noch weitgehend selbständig. Er ist oft verärgert und beschwert sich beim Pflegepersonal, dem Heimleiter, in der Verwaltung oder der Küche über Kleinigkeiten. Er gerät in Streit mit Mitbewohnern, beleidigt diese und kann gegen diese auch sporadisch tätlich werden.

Im Kurs *Empathische Pflege nach bat*, den ich häufig abgehalten habe, wird die Problematik von Herrn Loser von mehreren Kursteilnehmerinnen angesprochen. Ich gehe davon aus, dass der Bewohner nicht recht versteht, warum so vieles nicht mehr klappt, das bisher in seinem Leben immer geordnet gelaufen ist. Er hatte sich zum Beispiel gut orientieren können und jetzt soll er im falschen Stockwerk sein. Über die Finanzen hatte er den Überblick gehabt, aber diese Rechnung stimmt ja gar nicht (so wie er das jetzt sieht). Er ist überzeugt, dass an den vielen Ungereimtheiten nur sein Umfeld schuld sein kann, denn er war ja immer so genau und zuverlässig. Seine beginnende Demenz kann oder will er nicht wahrnehmen. Es ist vermutlich zu bedrohlich für ihn.

Gespräche, Erklärungen und sogar Beweise, dass zum Beispiel dies wirklich nicht der dritte Stock sei, helfen nichts. Herr Loser wird nur noch wütender. Die Frage drängt sich auf, ob der Bewohner in eine Gerontopsychiatrische Institution eingewiesen werden muss.

Da Herr Loser keine Unterstützung in der Pflege braucht, bleiben vor allem die *Konzentrierten Zuwendungen* als unterstützende Maßnahme (welche ich den anwesenden Kursteilnehmerinnen wie in diesem Buch geschildert erkläre).

Zwei Wochen später bin ich wieder in derselben Institution. Es ist Thema im ganzen Haus, dass Herr Loser sich nicht mehr belastend verhält. Mich interessiert natürlich, was die Kursteilnehmerinnen unternommen haben.

Die Sekretärin berichtet, dass sie Herr Loser täglich mit der Hand begrüße. Die Pflegdienstleiterin gibt ihm kurze Anerkennung, wenn sie ihm begegnet, was regelmäßig der Fall ist: *»Sie sind ja wieder ganz pünktlich, um die Post in Empfang zu nehmen.«* Das war vorher auch der Fall, aber niemand hatte dem Beachtung geschenkt. Oder sie bemerkt: *»Diese Krawatte ist aber sehr elegant.«* Es ist nichts Neues, dass Herr Loser auf seine Kleidung Wert legt. Neu ist, dass er Anerkennung findet für solche Kleinigkeiten. Pflegende nicken ihm zu, wenn sie ihm im Korridor begegnen oder wünschen *»En Guete«*[3] usw.

Es besteht die Gefahr, dass nach einigen Wochen diese Zuwendungen nicht mehr so regelmäßig stattfinden. Öfters kommt es dann zu Rückfällen.

Um das zu verhindern, übernehmen einige dazu bestimmte *Emp-Pflegende* regelmäßig die *Konzentrierten Zuwendungen* bei Herrn Loser. So ist gewährleistet, dass er die Beachtung die er braucht möglichst regelmäßig und mehrmals am Tag erfährt. Wenn andere ihm auch besondere Beachtung schenken, ist das kein Problem. Gerät diese Zuwendung aber wieder in Vergessenheit, weil andere Herausforderungen im Vordergrund stehen, wird durch die dafür bestimmten *Emp-Pflegenden* gewährleistet, dass Herr Loser doch regelmäßige Beachtung findet.

Auch ein Jahr später ist Herr Loser ein freundlicher Herr geblieben. Nur selten und in nicht belastendem Ausmaß gerät er in Streit.

(▶ Kap. 13, *Beglaubigte Berichte*)

Zeitfrage

Konzentrierte Zuwendung ist kaum eine Zeitfrage. Drei bis fünf Mal am Tag 30 Sekunden bis drei Minuten belasten den Zeitplan weniger als Streitigkeiten zu schlichten. Die Regelmäßigkeit dieser gezielten Zuwendungen zu gewährleisten, diese wirklich empa-

---

3 Schweizerdeutsch für »Einen guten Appetit«

thisch, mit voller Aufmerksamkeit durchzuführen und dran zu bleiben ist eine Herausforderung, nicht eine Zeitfrage.

Konzentrierte Zuwendung kann auch hilfreich sein bei Menschen, die extrem fordernd oder abweisend sind. Speziell auf die Betroffene zugeschnittene Zuwendung verstärkt die positive Wirkung. Das ist möglich, wenn die Pflegende beobachtet, was die Bewohnerin besonders mag und erwähnt, dass sie etwas Bestimmtes speziell für diese tut.

Zum Beispiel – Frau Hauser

Frau Hauser sitzt in der Cafeteria gerne am Platz beim Fenster. Setzt die Pflegende sie an diesen Platz, wird ihr dies zwar passen, aber sie empfindet es nicht als besondere Zuwendung. Erwähnt die Pflegende aber, dass sie Frau Hauser extra an ihren Lieblingsplatz führt oder sogar, dass sie diesen Platz speziell für Frau Hauser reserviert habe (sofern zutreffend), fühlt sich die Bewohnerin besonders beachtet und wertgeschätzt, was ihre Gefühlslage sehr positiv beeinflusst.

Weitere Beispiele

- »Guten Morgen Frau Pfister, schön, dass ich Sie im Gang treffe. Darf ich Ihnen wieder die Zeitung auf das Zimmer bringen, wenn ich die Post hole?«
- »Ich habe Ihnen einen Zweig vom blühenden Busch vor dem Haus gebracht, weil Sie Blumen doch so mögen.«
- »Ich habe das Badetuch vorgewärmt für Sie, damit Sie nicht frieren nach dem Bad.«

Wird die Bewohnerin nicht immer mehr fordern?

Menschen, die sich benachteiligt oder verlassen fühlen und das mit Unruhe, Reklamieren, Läuten usw. äußern, sind gefühlsmäßig hungrig. *Konzentrierte Zuwendung* nährt ihre versteckten Bedürfnisse positiv. Die Erfahrung zeigt immer wieder, dass das zu mehr

Zufriedenheit und Ruhe und nicht zu mehr Unruhe führt, sofern die *Konzentrierte Zuwendung* wirklich empathisch, mit voller Aufmerksamkeit und möglichst regelmäßig durchgeführt wird.

Beispiel aus der Praxis – Herr Schwarz

Herr Schwarz ist sehr verwirrt, weiß nicht, wo er ist und ist extrem unzufrieden mit seiner Umgebung. Er schimpft andauernd und sehr heftig mit dem Personal oder er schweigt verbittert. Das Personal hat oft Angst, sein Zimmer zu betreten.

Eine Pflegende beobachtet, dass er den Kaffee sehr heiß und mit viel Zucker mag und gerne ein Schokoladentäfelchen dazu hat.

Sie tritt am Morgen in sein Zimmer und sagt, bevor er mit Schimpfen beginnt: »*Guten Tag Herr Schwarz, ich habe Ihnen einen sehr heißen Kaffee mit viel Zucker mitgebracht.*« Während sie ihm in den Morgenmantel hilft, sagt sie: »*Ich habe den Kaffee für Sie extra heiß gemacht.*« Wie er zum Tisch kommt, sieht er auch das Schokoladentäfelchen. Diese Zuwendung, ganz auf ihn zugeschnitten, ist offensichtlich eine Wohltat für den verbitterten Mann. Danach lässt er sich leichter pflegen.

Später im Wohnzimmer lässt sich das gute Erlebnis wiederholen: »*Mögen Sie noch einmal einen sehr heißen Kaffee und ein Schokoladentäfelchen?*«

Nach einem solchen Start ist Herr Schwarz ganz verändert. Er bedankt sich überschwänglich. Für einen Moment ist er wirklich zufrieden.

Konzentrierte Zuwendungen sind auch untertags für ihn nötig, wenn auch nicht immer in dieser intensiven Form. Im Vorbeigehen: »*Hallo Herr Schwarz, es gibt bald Mittagessen, ich wünsche Ihnen dann en Guete.*« Auch zwischendurch Anlächeln oder Winken zeigen Herrn Schwarz, dass er persönlich beachtet wird.

An solchen Tagen ist Herr Schwarz viel (nicht andauernd) zufriedener und kann auch einmal Freude zeigen.

Leider wird die *Emp-Pflege* in dieser Weise nicht regelmäßig durchgeführt. Bleibt das aus, fällt Herr Schwarz sehr schnell in

> das alte, unzufriedene Muster zurück. Für eine Pflegende, welche nach diesem Konzept arbeitet, ist die *Emp-Pflege* befriedigend, selbst, wenn das nicht so gemacht wird, wenn andere pflegen.

Mit *Konzentrierter Zuwendung* mache ich auch im Alltag sehr schöne Erfahrungen. Als ich diesen Schwerpunkt entwickelte und einübte, stellte ich mir die Aufgabe, einigen wildfremden Menschen Komplimente zu machen. Das ergab meistens so schöne Momente für beide Seiten, dass ich mir dies zu einem Hobby machte, das ich heute noch praktiziere. In der Folge gebe ich einige dieser Erlebnisse weiter.

- Eine Frau trägt ein weites, großgeblümtes Sommerkleid, das mir sehr gefällt. Ich sage ihr das und sie freut sich riesig.
- Ein junger Verkäufer trägt seine Haare super nach oben gestylt. Ich erwähne: »*Super Frise!*« Er strahlt und bedient mich sehr freundlich.
- Eine mir fremde Frau, die wenig vorteilhaft aussieht, hat wunderschöne Locken. Ich mache ihr ein Kompliment und frage, ob ihr Haar natürlicherweise so gelockt sei, was sie mit einem breiten Lachen bestätigt. Ihr Gesicht ist dabei völlig verändert und erscheint dadurch auch hübscher.
- In einem vollen Zug sehe ich eine Frau in meiner Nähe. Sie beißt sich kurz auf die Lippen. Es scheint mir, dass sie besorgt ist. Ich spreche sie gar nicht an, sondern bete still für sie. Am Abend fahre ich zurück und in demselben Wagen sitzt wieder diese Frau. Ich nicke ihr zu und sie winkt mir. Jetzt stehe ich auf, gehe zu ihr hin und sage, dass ich es interessant finde, dass sie wieder im gleichen Wagen sitze. Ich hätte am Morgen für sie gebetet. Sie erzählt, dass sie einen schweren Tag gehabt hätte, dass aber alles gut gegangen sei und dankt mir herzlich.

Ich könnte hier noch viele Beispiele aufführen. Erfreuliche Dinge auszusprechen und zu hören, ist eine echte Bereicherung des Lebens.

Es ist wichtig, dass ich auch im Alltag einen Moment innehalte, um wahrzunehmen, in welcher Stimmung eine Person ist, bevor ich sie anspreche. Ein Kompliment bei einem betrübten oder gar verärgerten Mitmenschen ist fehl am Platz. Auch hier zeigt die Reaktion des Gegenübers, ob eine Äußerung passend ist oder nicht.

Ich bin überzeugt, wenn eine Person wiederholt unerwartete und echt gemeinte Komplimente erhalten würde, könnte das ihre Stimmungslage sehr positiv beeinflussen und genau das passiert bei der *Konzentrierten Zuwendung*.

4.11.1 Beiläufige Blickkontakte

Dass sich fremde Menschen mit den Augen kurz streifen, ist alltäglich. Niemand denkt sich etwas dabei, außer dass eine Person die andere gesehen hat. Es erzeugt keine Abwehr. Das kann genutzt werden, wenn Bewohnerinnen Zuwendungen nicht annehmen können. Zusätzlich zum normalen Umgang wird diese Person beiläufig, für den Bruchteil einer Sekunde angeschaut. Wenn das so oft wie möglich gemacht wird, also bei jeder Begegnung im Gang, wiederholt beim Essenservieren im Wohnzimmer, jedes Mal, wenn das Zimmer betreten wird usw., erfährt diese Person, dass sie beachtet wird, ohne dass sie das bewusst wahrnimmt und darum annehmen kann. Das kann das Selbstwertgefühl soweit heben, dass offensichtliche *Konzentrierte Zuwendungen* in *diskreter* Form zugelassen werden können.

Beispiel aus der Praxis – Herr Menzi

Herr Menzi, betagt, depressiv, aber nicht verwirrt, bewegt sich seit über 20 Jahren zwischen psychiatrischen Kliniken und verschiedenen Pflegeheimen. Nach einem ernsthaften Suizidversuch wird er in die Gerontopsychiatrie eingeliefert.

Er sagt zu allem nein. Nein zum Essen, nein zum Trinken, nein zur Pflege, nein zum Aufstehen, auch nein zu Zuwendung. Manchmal steht er dann doch ein bisschen auf oder isst ein Häppchen, aber zuerst sagt er immer nein.

Er scheint wirklich zu leiden und es ist sehr nervenaufreibend für die Mitbewohnerinnen und die Pflegenden.

Es wird beschlossen, dass eine *Emp-Pflegende* neben den alltäglichen Kontakten *Häufige beiläufige Blickkontakte* zu Herrn Menzi herstellt. Bei jeder Gelegenheit schaut sie ganz kurz zu ihm hin: Wenn sie ihm im Gang begegnet, mehrmals während sie seinen Zimmernachbarn pflegt, häufig während sie das Essen im Wohnraum serviert usw. Schon nach wenigen Tagen schaut Herr Menzi dieser Pflegenden nach. Der Alltag geht gleich weiter. Herr Menzi verneint meistens, kann es aber doch vereinzelnd zulassen, dass er mit der Hand begrüßt wird, ohne dass er sich abwendet. Als die *PP* ihn wieder einmal fragt, ob er mit in den Garten komme, sagt er: »*Ja, aber nur kurz.*« Jetzt ist es wichtig, dass der Bewohner nicht überfordert wird. Nach fünf Minuten will er zurück und die *Emp-Pflegende* geht darauf ein. Die Momente, in denen Herr Menzi sich kurz öffnen kann, nehmen aber zu. Nach ca. zwei Wochen kann er *Konzentrierte Zuwendungen* annehmen und sagt nicht mehr zu allem nein. Im Laufe der Wochen öffnet er sich immer mehr.

Nach einigen Monaten fragt eine Pflegende aus der Institution in der Herr Menzi früher war, wie es ihm gehe. Gut, sagt die Gefragte, er sei ein freundlicher alter Herr. Die Pflegende der vorherigen Institution kann das kaum glauben, überzeugt sich bei einem Besuch aber selbst von Herrn Menzis Veränderungen.

Herr Menzi kann die *Konzentrierten Zuwendungen* jetzt gut annehmen. Sogar ein auffallender Tick, welchen er schon jahrelang hatte, das extreme Räuspern bei jeder Gelegenheit, ist mit der Zeit verschwunden, ohne dass das einmal angesprochen wurde.

Die Stimmung von Herrn Menzi bleibt nicht immer stabil. Er erlebt Höhen und Tiefen (er war ja seit über 20 Jahren immer wieder psychisch krank gewesen). Aber auch in den schwereren Zeiten ist er nie mehr so abweisend wie am Anfang. Sein Tick, ständiges Räuspern, kehrt nicht wieder zurück.

Weiteres Beispiel – Frau Minder

Frau Minder ist noch recht rüstig. Wenn sie die Pflegenden sieht, auch nur von weitem, folgt sie ihnen regelmäßig. Sie steht immer da und beobachtet, ohne viel zu sagen. Mit der Zeit wird dies zu einer Belastung für die Pflegenden.

Eine Kursteilnehmerin will den *Beiläufigen Blickkontakt* ausprobieren und winkt der Frau *jedes Mal*, wenn sie diese sieht. Sie ist sehr überrascht, dass Frau Minder ihr schon nach kurzer Zeit nicht mehr folgt. Es blieb beim Winken aus der Ferne.

> *Beiläufige Blickkontakte* eignen sich auch hervorragend als Ergänzung zu *Konzentrierter Zuwendung*.

Menschen, die sich benachteiligt oder verlassen fühlen, können Beachtung erfahren, wenn ihnen die Pflegende im Vorbeigehen zulächelt, winkt oder zunickt. Die Erfahrung zeigt, dass damit bei Bewohnerinnen, die zu Unruhe neigen, das erneute Aufkommen der Unruhe aufgefangen werden kann, bis wieder eine empathische Pflegesequenz stattfindet, wo die betroffene Person ausgiebiger auftanken kann.

4.11.2 Beiläufige Blickkontakte im alltäglichen Leben

Beiläufige Blickkontakte eignen sich sehr gut im alltäglichen Umgang mit Mitmenschen, auch mit Kindern.

Beispiel – Marius

Eine Familie gerät plötzlich in eine sehr herausfordernde Situation. Die Mutter fragt mich um Rat, weil der eine Sohn, bedingt durch die Veränderung in der Familie, mit depressivem Verhalten reagiert. Bei einem Besuch stelle ich fest, dass das betroffene Kind, ich nenne es hier Marius, auf dem untersten

Treppenabsatz stehen bleibt, während die anderen beiden Kinder ganz normal spielen. Während wir über banale Dinge reden, Kaffee trinken und ich zwischendurch mit den anderen Kindern spiele, schaue ich sehr häufig für den Bruchteil einer Sekunde zu Marius hin. Ich bleibe nicht im Blickkontakt mit ihm. Das hätte ihn sicher in Verlegenheit gebracht. Es sind wirklich nur *sehr flüchtige Blickkontakte*, diese jedoch alle drei bis fünf Minuten.

Schon nach kurzer Zeit *begleitet* Marius mich *mit seinen Augen*. Sein Blick ist immer auf mich gerichtet, wenn meine Augen ihn streifen. Nach etwa 45 Minuten spreche ich ihn das erste Mal an: »*Marius, möchtest du auch ein Schöggeli?*« Er kommt zwar an den Tisch, bleibt aber zurückhaltend. Es scheint mir ganz wichtig, dass ich ihm Zeit lasse. Wie in der *Emp-Pflege* zeigt mir auch im Alltag die Reaktion des Gegenübers, was passend ist und was nicht. Die *Beiläufigen Blickkontakte* pflege ich während dem ganzen Besuch in dieser Familie, der etwa zwei Stunden dauert. Ich bleibe aber dem Verhalten von Marius entsprechend zurückhaltend.

Wir verabreden uns noch einmal und zwar zu einem Besuch im Zoo. Marius ist schon viel offener zu mir, wir füttern zusammen die Tiere.

Die Mutter des Jungen benutzt den *Beiläufigen Blickkontakt* im Alltag jetzt ebenfalls ganz bewusst. Nach etwa zwei Wochen erhalte ich den telefonischen Bericht, dass Marius sich aufgefangen hätte und wieder auftaue.

Den *Beiläufigen Blickkontakt* kann ich aber auch sonst im normalen Alltag nutzen. Wenn in einer Gruppe von Kindern oder auch Erwachsenen eine Person in Gefahr ist, übergangen zu werden, kann die betroffene Person mit beiläufigen Blickkontakten sehr gut ermutigt werden, ohne dass ihr selbst oder einer Drittperson etwas auffällt.

Als Frau bin ich da aber Männern gegenüber zurückhaltend, denn der *Beiläufige Blickkontakt* könnte natürlich in diesem Fall auch falsche Signale setzen. Dies gilt aber nicht, wenn ich beruflich mit Männern zu tun habe. Dabei habe ich ja eine andere Stellung als im Privatleben.

4.12 Alleinsein überbrücken

Nach einer Begegnung eine tragende Hoffnung zurücklassen.

> **Definition**
>
> Viele Bewohnerinnen fühlen sich unbehaglich bei dem Gedanken, alleine gelassen zu werden. Darum die Gewissheit vermitteln, dass sie nicht vergessen werden.
>
> **Bei wem?**
>
> Grundsätzlich kann der Schwerpunkt bei allen Bewohnerinnen angewendet werden. Besonders wichtig ist er bei betagten Menschen, welche zu Unruhe neigen, zum Beispiel häufig läuten, rufen oder viele Forderungen haben.
>
> **Wie oft?**
>
> Nach Pflegehandlungen und *Konzentrierten Zuwendungen*, sehr oft.

Betagte Menschen, welche zu Unruhe, häufigen Forderungen oder Ängstlichkeit neigen, möchten nicht alleine gelassen werden. Es ist für sie ein schwieriger Moment, nach Pflegehandlungen oder *Konzentrierten Zuwendungen* alleine zurück zu bleiben. Der Gedanke, dass sie ja bald wieder jemanden sehen werden (Schwerpunkt *Alleinsein überbrücken*), wirkt beruhigend auf sie. Darum ist es vorteilhaft, die Bewohnerin mit Worten zu verabschieden, wie:

- *»Ich muss jetzt weitergehen. Darf ich am Nachmittag nochmals schauen, wie es Ihnen geht?«*
- *»Auf Wiedersehen Herr Müller. Darf ich später noch einmal hereinschauen?«*

- *»Ich möchte mich von Ihnen verabschieden. Die Nachtwache wird aber noch vorbeikommen.«*

Die Erfahrung zeigt, dass Bewohnerinnen, welche die Pflegenden zurückbehalten möchten, auf solches *Überbrücken* erfreut reagieren. Sie werden zwar jetzt für eine Zeit lang alleine gelassen, wenn sie sich aber auf die nächste angenehme (empathische) Begegnung freuen, ist das »Allein-gelassen-Werden« nur halb so schlimm für sie.

Wenn Menschen sich in der Praxisbegleitung von mir verstanden fühlen, macht es ihnen manchmal Mühe, dass ich weggehe. Sogar wenn ich weiß, dass ich erst in drei Monaten wieder in dieser Institution sein werde, kann ich sie mit Worten trösten wie: *»Es war schön, bei Ihnen zu sein. Darf ich bei Ihnen hereinschauen, wenn ich einmal in der Nähe bin?«* Das kann ich nur so sagen, wenn ich damit rechne, dass ich diese Person auch wiedersehen werde. Wenn ich eine Betroffene voraussichtlich nicht mehr sehen werde, kann ich mich mit einer Anerkennung verabschieden, die ebenfalls ein gutes Gefühl zurücklassen kann: *»Danke, dass ich Sie kennen lernen durfte.«*

Beispiel aus der Praxis – Herr Habtab

Herr Habtab, ein zierlicher Herr im mittleren Stadium der Demenz, ist teilweise bettlägerig und sehr verunsichert. Er möchte ständig pflegende Personen in seiner Nähe haben. Während der Pflege selbst äußert er zitternd Ängste, dass er sich beim Drehen oder Mobilisieren verletzen könnte oder aus dem Bett falle. *Emp-Pflegende* können ihm durch die Anwendung der Schwerpunkte *Wahrnehmen der Stimmung, Empathischer Kontakt, Sich verbünden, Auf Äußerungen eingehen* aber bei Unsicherheit auch *Führung übernehmen* soweit helfen, dass die Pflege für ihn zum bereichernden Erlebnis wird. Er genießt es, nicht alleine zu sein und fühlt sich während der *Emp-Pflege* sicher und verstanden. Der schwierige Moment kommt für ihn, wenn er nach der Pflege alleine zurückbleibt.

Hier kommt der Schwerpunkt *das Alleinsein überbrücken* zum Tragen. Herr Habtab kann das Alleinsein ruhiger verkraften, wenn er beim Abschied hört, dass die Pflegende später noch einmal bei ihm vorbeischauen wird oder dass die Nachtwache bald kommen werde. Es hilft Herrn Habtab auch, wenn die *Emp-Pflegende* erwähnt, dass sie am nächsten Tag wieder bei der Pflege bei ihm sein wird (natürlich kann sie das nur erwähnen, wenn das auch so vorgesehen ist).

Die Angst davor, nach der Pflege alleine zurückzubleiben, kann bei Herrn Habtab mit *Alleinsein überbrücken* nicht vollständig aufgefangen werden. Zwischendurch sind kurze Momente der *Konzentrierten Zuwendung* erforderlich.

Weil es einerseits so wichtig ist und ich andererseits immer wieder mal beobachte, dass es vergessen wird, wiederhole ich noch einmal: Für Empathische Begegnungen mit sitzenden Bewohnerinnen ist es allermeist erforderlich, dass ich in die Knie gehe, auf einen Fußschemel sitze oder mich einen Moment zu der betroffenen Person hinsetze.

Soweit die Beschreibung der 12 Schwerpunkte der *Empathischen Pflege nach bat*.

4.13 Zusammenfassung der 12 Schwerpunkte

Die folgende Übersicht (▶ Abb. 1–3) ermöglicht es den Pflegenden, die passenden Schwerpunkte für eine bestimmte Pflegesituation im Überblick zusammenzustellen. Voraussetzung dafür ist eine gute Kenntnis der einzelnen Schwerpunkte und Erfahrung in der Umsetzung.

Kommt bei allen Bewohnerinnen vor:

Auf Äußerungen eingehen
Hinhörend pflegen
Verbale und nonverbale Äußerungen der Bewohnerin *als Chance nutzen* und empathisch darauf eingehen.

Mehrdeutige Antworten
Bei erzählendem, freudigem Tonfall:
„So etwas!"/„Genau!"/„Ach so!"
Bei schimpfendem, klagendem Tonfall:
„Ist das schlimm?" „Ist es unangenehm für Sie?"

Wahrnehmen der Stimmung
Bewohnerin ihrer Stimmung entsprechend ansprechen.
Stimmungsschwankungen beachten.

Sich verbünden
Zusammen lachen, schimpfen.
Punktuell in sehr vertrauter, kumpelhafter Weise reden, tratschen.

Abb. 1: Schwerpunkte, die bei allen Bewohnerinnen vorkommen

Vermehrt bei orientierten Bewohnerinnen:

Anerkennen
Wertschätzung für (auch kleine) Mithilfe
Nachfragen
„Geht es so? Sind Sie bereit?"
Fördert Eigenständigkeit und Mitbestimmung.
Korrekturen vermeiden, od. nebenbei.

Einladen statt anleiten
Während der Pflege wertschätzend unterstützen, statt anleiten, dadurch Gefühl, abhängig zu sein vermeiden.

Konzentrierte Zuwendung
30 Sek. bis 3 Min./3–5 Mal am Tag
Kurzgespräch zusätzlich zu regulären Kontakten.
Bewohnerin fühlt sich wertgeschätzt, beachtet.
Beiläufige Blickkontakte
Im Vorbeigehen winken.

Alleinsein überbrücken
Kontakt mit Worten abschließen wie: „Ich muss weiter gehen, darf ich später (in einer Stunde, morgen) wieder bei Ihnen hereinschauen?"

Abb. 2: Schwerpunkte, die vermehrt bei orientierten Bewohnerinnen vorkommen

Vermehrt bei verwirrten Bewohnerinnen:

Empathischer Kontakt
mit Augenkontakt
Nicht die Bewohnerin für eine Handlung gewinnen wollen, sondern der Bewohnerin in ihrer Welt begegnen.
Kontakt aufrechterhalten.

Führung übernehmen
Auf Äußerungen empathisch eingehen,
Ablauf selber bestimmen und mit Sicherheit ausführen. Überforderung und Ablehnung wegen Verunsicherung vorbeugen.

Drei-Sekunden-Verzögerung
Nach einer Äußerung der Bewohnerin noch kurz im Blickkontakt bleiben. Das Gefühl vermitteln, dass die Äußerung auf Interesse stößt, besonders bei ruhigen und verlangsamten Bewohnerinnen.

Pflege zu zweit
Optimale Betreuung bei Abwehr, Angst, Schmerzen, während der Pflege:
1. PP nur betreuend
2. PP still, rasch pflegend

Abb. 3: Schwerpunkte, die vermehrt bei verwirrten Bewohnerinnen vorkommen

5 Die passenden Schwerpunkte finden

In einer Pflegesequenz kommen natürlich immer mehrere Schwerpunkte der *Emp-Pflege* zum Tragen. Wenn die einzelnen Schwerpunkte verstanden werden, wird es selbstverständlich, dass diese ineinandergreifen.

Obwohl ich dieses Konzept selbst entwickelt habe, war es für mich erforderlich, die einzelnen Schwerpunkte bewusst einzuüben. Ich konzentrierte mich zum Beispiel eine Zeit lang auf *Konzentrierte Zuwendung* und überdachte in wiederkehrenden Situationen im Voraus, wie ich reagieren könnte.

Ich begegne zum Beispiel im Vorbeigehen oft einer dementen Bewohnerin, die zu großer Unruhe neigt. Außer diesen Begegnungen habe ich keine Berührungspunkte zu ihr. *Ich überlege im Vornhinein*, wie ich der Betroffenen *Konzentrierte Zuwendung* geben kann. Bei der nächsten Begegnung gehe ich zu ihr hin und erwähne: »*Guten Morgen Frau Commisso. Ich dachte, dass ich Sie hier treffe. Wie geht es Ihnen heute?*« Die Bewohnerin ist sehr erfreut. Nach einem Gespräch von ca. zwei Minuten sage ich, dass ich jetzt gehen müsse, ob ich ihr winken dürfe, wenn ich wieder vorbeigehe, Schwerpunkt *Alleinsein überbrücken* (▶ Kap. 4.12). Sie bedankt sich herzlich für den *Besuch* (zwei Minuten). Im Vorbeigehen winke ich dann mehrmals oder sage einen kurzen Satz wie: »*Schön, wie die Sonne scheint*«. Oder: »*En Guete zum Zmittag*« (Guten Appetit zum Mittagessen). Es kommt zu keinen größeren Unruhen an diesem Tag. Weiter überlege ich, was ich denn am nächsten Tag zu ihr sagen könne. Sie ist zufrieden, dass ich freundlich grüße. Ich erwähne, dass ich heute wieder winken werde, wenn ich sie sehe. Das kann ich wiederholen, indem ich ein anderes Mal nur sage: »*Soll ich dann wieder winken, wenn ich vorbeigehe?*« und dazu die Bewegung vom Winken mache. Das sind natürlich nur kleine Begegnungen und diese alleine können der Frau nicht umfassend helfen. Die Unruhen, in die diese Frau so häufig gerät, sind aber wesentlich weniger ausgeprägt, wenn die Betroffene die empathischen Begegnungen zwischendurch erfährt.

Als ich den Schwerpunkt *Auf Äußerungen eingehen* einübte, konzentrierte ich mich besonders darauf, Äußerungen von Bewohnerinnen oder anderen Mitmenschen als *Chance zu verstehen*, um darauf etwas zu erwidern. Oft überlegte ich auch im Nachhinein, wie ich auf eine Äußerung hätte eingehen können. Beim Einüben dieses Schwerpunktes passierten mir auch Fehler, sodass mein Gegenüber mich korrigierte.

Es ist wünschenswert, wenn sich in einem solchen Fall mein Gegenüber äußert oder ich wenigstens an der Körpersprache ablesen kann, dass mein Vorgehen für die betroffene Person nicht passend ist. So bleiben beide Personen davor bewahrt, dass gut gemeinte Zuwendung aufdringlich ankommt.

Beispiel

Ich wollte auf die Äußerungen meiner Tochter eingehen. Das gelang mir noch nicht ganz natürlich und sie sagte: »*Mami, ich will deine Empathie nicht.*« Jetzt, wo es für mich natürlich geworden ist, in empathischer Weise auf Äußerungen einzugehen, empfindet dieselbe Tochter das gleiche Vorgehen als gute Begegnung.

Es ist aber nicht tragisch, wenn beim Einüben der Schwerpunkte Fehler passieren. Eine positive Reaktion des Gegenübers zeigt mir, dass ich den passenden Schwerpunkt gefunden habe und ihn auch empathisch umsetze. Eine korrigierende oder abweisende Reaktion zeigt, dass mir das nicht gelungen ist. Hier bietet sich die Chance, mich zu entschuldigen: »*Sorry, das war blöd von mir*« oder ähnlich. Betagte Menschen kann es sogar erleichtern, wenn der *PP* nicht immer alles gelingt, sofern diese dazu steht.

Weiteres Beispiel

Ein weiterer Fehler beim Einüben von *Auf Äußerungen eingehen*, der mir heute noch in Erinnerung ist, finde ich im Nachhinein köstlich. Ich begleite einen dementen Mann ein Stück durch den Garten. Er erzählt mir Verschiedenes auf seine Weise, Vieles kann ich nicht wörtlich verstehen. Ich versuche, auf seine Äußerungen (auch nonverbale) einzugehen. Offenbar wiederhole ich zu oft seine eigenen Worte. Seine Reaktion gelingt ihm klar verständlich: *»Du bist ein schöner Papagei.«*

Im Moment fühle ich mich nicht gut dabei, kann aber trotzdem vorsichtiger in meinen Erwiderungen zu seinen Äußerungen sein. Mit zunehmender Sicherheit im empathischen Umgang erschrecken mich Fehler nicht mehr. Es bietet sich ja gleich die Möglichkeit, sich für die unpassende Reaktion zu entschuldigen, was betagte Menschen meistens großzügig annehmen.

Außer dem Einüben der einzelnen Schwerpunkte war es für mich wichtig, dass ich öfters in meinen Unterlagen, welche diesem Buch zu Grunde liegen, forschte. Auch für mich war das erforderlich, obwohl ich das Konzept ja selbst entwickelt habe. Nur dank diesen Wiederholungen gelang es mir, alle Schwerpunkte vollumfänglich zu verinnerlichen und zunehmend selbstverständlich anzuwenden.

5.1 Wenn zwei das Gleiche tun, ist es nicht dasselbe

Ich möchte noch einmal ganz deutlich betonen, dass die passenden Schwerpunkte, welche in einer *Emp-Pflege* zum Tragen kommen, nicht vom Verhalten der Bewohnerin abgeleitet werden können, egal wie heftig diese sich zeigen. Es sind die *Bedürfnisse, die sich hinter einer Verhaltensauffälligkeit verbergen*, die den Hinweis geben, was ein Mensch braucht. Vom Bedürfnis (nicht von der Art und Weise wie sich eine Verhaltensauffälligkeit zeigt) können die passenden Schwerpunkte der *Emp-Pflege* gefunden werden (Siehe *Bedürfnisse, die sich hinter einer Verhaltensauffälligkeit verstecken*, ▶ Kap. 2.3).

Beispiel aus der Praxis – Frau Zajic und Frau Maier

In einem *Emp-Team* besprechen und pflegen wir an demselben Morgen zwei Bewohnerinnen, Frau Zajic und Frau Maier. Die beiden werden als dement im gleich fortgeschrittenen Stadium geschildert. Beide scheinen gesprochene Worte nicht mehr zu verstehen und können sich verbal kaum mehr äußern. Bei der Pflege und beim Essen sind beide vollumfänglich auf die Fürsorge der Pflegenden angewiesen. Beide verkrampfen sich mehr oder weniger bei der Pflege und scheinen beim Drehen und Mobilisieren Angst zu haben.

Frau Zajic wird schon seit einiger Zeit durch das *Emp-Team* gepflegt. Während sie sich am Anfang durch Sperren und Schreien gegen die Pflege gewehrt hat, kann sie jetzt die empathische Zuwendung während der Pflege zulassen und genießen. Intimtoilette, Drehen und Mobilisieren wird durch zwei Pflegende ausgeführt. Die erste *PP* betreut die Bewohnerin während dieser für sie schwierigen Pflegemomente. Frau Zajic lässt jetzt viel Nähe zu. Diese *Betreuende Pflegeperson* streichelt sie am Arm und sogar an der Wange (was nur wohltuend ankommt, wenn ein wirkliches Vertrauensverhältnis hergestellt werden konnte). Die *Betreuende PP* spricht leise und lächelnd mit der Bewohnerin. Frau Zajic lächelt zurück und lässt sich durch die Körperpflege der *Handelnden PP* nicht irritieren. Was sie braucht, hat sie offensichtlich gefunden, *nämlich jemanden, der einfühlend bei ihr ist, während an ihr Pflegehandlungen durchgeführt werden*, welche sie vor kurzer Zeit (und ohne diese auf sie zugeschnittene Fürsorge) in Panik versetzt haben.

Nach den anfänglichen Schilderungen der beiden Bewohnerinnen könnte angenommen werden, dass der Umgang von Frau Maier ähnlich gestaltet werden kann wie der von Frau

Zajic. Wer genau auf die Körpersprache einer Bewohnerin achtet, kann jedoch feststellen, dass hinter einem bestimmten Verhalten sehr unterschiedliche Bedürfnisse und Empfindungen verborgen sein können. Bei Frau Zajic zeigt es sich, dass das Bedürfnis nach Sicherheit und Fürsorge im Vordergrund steht.

In der Folge beschreibe ich das Verhalten und die Körpersprache von Frau Maier sehr detailliert. Jede noch so kleine Regung der Bewohnerin sagt etwas über ihr Befinden und ihre Bedürfnisse aus. Gelingt es, diese zu erkennen, kann der passende empathische Umgang für sie gefunden werden.

Frau Maier liegt auf dem Rücken, die Hände leicht verkrampft, die Augen halb offen und den Kopf ganz leicht gegen die Wand gedreht. Sie blinzelt ständig und unruhig mit den Augen. Die Pflegende begrüßt Frau Maier ruhig und freundlich. Diese wendet den Kopf kaum merklich noch wenige Millimeter mehr gegen die Wand und blinzelt weiterhin mit den Augen.

Die bisherige Beschreibung der Bewohnerin gibt schon wichtige Hinweise auf ihr Befinden.

Um sich einfühlen zu können, ist es ratsam, einen Moment lang die gleiche Haltung wie Frau Maier einzunehmen. Das ist gut im Sitzen möglich.

Versuchen Sie, die Hände leicht zu verkrampfen, das Gesicht ganz leicht zur Wand zu drehen und mit den Augen zu blinzeln. Nun können Sie sich vorstellen, dass Sie freundlich begrüßt werden. Sie drehen den Kopf noch um wenige Millimeter mehr gegen die Wand und blinzeln weiterhin mit den Augen. Was empfinden Sie dabei?

Fühlen Sie sich entspannt, oder eher angespannt? Sind Sie offen für eine Begegnung, abwartend oder eher abweisend? Sind Sie ruhig oder eher aufgebracht?

Auf mich wirkt Frau Maier eher ungeduldig und abweisend (blinzeln, Gesicht nur wenig, aber doch sichtbar abwendend).

Die *PP* spricht freundlich mit liebevollem Ton mit Frau Maier, ähnlich wie in der vorherigen Pflege Frau Zajic angesprochen wurde. Sie erklärt die einzelnen Pflegehandlungen.

> *»Jetzt wasche ich den Arm ... Ich trockne das ab ... Noch ein wenig eincremen«* usw.
>
> Frau Maier bleibt passiv. Die Augen der beiden begegnen sich zwar, der Blick der Bewohnerin wirkt jedoch leer, wie wenn sie durch die *PP* hindurch blicken würde. Es ist keine echte, empathische Begegnung. Frau Maier bleibt völlig passiv.

Wenn bei einer Bewohnerin der auf sie zugeschnittene, empathische Umgang gesucht wird, ist es oft nicht möglich, gleich von Anfang an das Passende zu finden. Besonders erschwert ist dies bei passivem Verhalten einer Bewohnerin. Die *PP* fährt mit der Pflege einfach fort und beobachtet weiterhin die Reaktionen (in dem Fall besonders wichtig, auch die nonverbalen Äußerungen) der Bewohnerin, welche ihr Hinweise geben, was für die Betroffene passend ist und was nicht.

> Manchmal sind es Zufallsereignisse, die wie jetzt bei Frau Maier wichtige Hinweise geben. Eine Drittperson sagt etwas zu der *PP*, welche Frau Maier pflegt. Die Bewohnerin wendet den Kopf, schaut zu der Drittperson hin und lächelt für einen kleinen Moment. *Das war jetzt ein wichtiger Hinweis.*
> Was bedeutet es wohl, dass Frau Maier eher ungeduldig wirkt (sie blinzelt weiterhin unruhig und häufig)? Gleichzeitig hat sie gezeigt, dass sie fähig ist, gezielten Blickkontakt zu einer Drittperson aufzunehmen. Trotzdem schaut sie passiv durch die freundliche, fürsorgliche *PP* hindurch, welche sie pflegt. Nach diesen Beobachtungen vermute ich, dass die Bewohnerin wesentlich mehr versteht, als angenommen wird und fähig ist, sich aktiver am Geschehen zu beteiligen, sofern die Schwerpunkte gefunden werden, auf welche sie wirklich anspricht. Ich trete ins Blickfeld der Bewohnerin und spreche aus, was ich vermute:
> *»Frau Maier, Sie verstehen ganz gut was wir reden, nicht wahr?«* Sie schaut mich direkt an, lächelt und bejaht (das erste Wort von ihr während dieser Pflege). Ich übernehme jetzt die weitere Pflege und spreche Frau Maier so an, als würde sie mich problemlos verstehen. Auch arbeite ich zügig und erkläre nicht so viel, weil viele Worte und Verzögerungen ihre andeu-

tungsweise gezeigte Ungeduld nähren würde. Ganz natürlich, wie man im Alltag miteinander spricht, sage ich: »*Da ist noch der Pullover*« und halte ihn hin. Sie versucht in die Ärmel zu schlüpfen und ich rede weiter wie zu einem gleich verstehenden Gegenüber: »*Geht es so?*« (Schwerpunkt *Einladen statt anleiten*, ▶ Kap. 4.8). Um zwischendurch empathischen Augenkontakt herzustellen, nehme ich mir jedoch immer wieder ein paar Sekunden Zeit, denn Frau Maier ist in Gefahr, sich in die Isolation zurückzuziehen (sich abzuwenden, teilnahmslos durch die *PP* hindurchschauen). Vermutlich tut sie das, um innerlich einer Situation, welche für sie nicht stimmt, aus dem Weg zu gehen.

Sollte ich in dieser Annahme und meinem Vorgehen falsch liegen, wird die Bewohnerin mir das dadurch zeigen, dass mein Umgang bei ihr nicht ankommt. Es ist also weiterhin wichtig, ihre spärlichen verbalen und vor allem nonverbalen Äußerungen wie Abwenden, Verkrampfen oder Hinschauen, Lächeln usw. zu beachten.

Wie viel Frau Maier wirklich versteht und wie viel es mein selbstverständlicher, weniger fürsorglicher Ton ausmacht, der sie offener werden lässt, habe ich während dieser Pflege bis zum Schluss nicht herausgefunden. Auf jeden Fall will Frau Maier als verstehendes, gleichwertiges Gegenüber angesprochen werden (im Gegensatz zu Frau Zajic, welche auf einen beschützenden, mütterlichen Tonfall und Umgang sehr positiv reagiert).

Frau Maier wird jetzt aktiver, hilft ein wenig mit und gibt wiederholt verständliche Antworten. Sie ergreift selbständig das ihr hingehaltene Glas und trinkt.

Es ist nicht so wichtig, wie viel die Bewohnerin von dem versteht, was wir zu ihr sagen. Während der Pflege von Frau Maier war es viel wichtiger, herauszufinden, auf welchen Tonfall, nämlich einen eher sachlichen und selbstverständlichen, die Bewohnerin anspricht.

In dieser Pflege gab, wie oben erwähnt, ein Zufall einen wichtigen Hinweis (eine Drittperson sagt etwas zur *PP*, worauf die Bewohnerin positiv reagiert hat). Solche Hinweise ergeben sich natürlich nicht bei jeder Pflege. Wer empathisch begabt ist, findet jedoch mit der Zeit die passenden Schwerpunkte der

Emp-Pflege, auch wenn es manchmal Puzzleteile von Beobachtungen über mehrere Tage erfordert.

Die beiden Bewohnerinnen zeigen, dass nicht das Verhalten darauf hindeutet, was ein betagter Mensch braucht (siehe Beschreibung der beiden Bewohnerinnen am Anfang), *sondern das Bedürfnis*, das einem bestimmten Verhalten zugrunde liegt.

Die Pflege der beiden Bewohnerinnen scheint auf den ersten Blick viel Zeit in Anspruch zu nehmen. Die zuerst beschriebene Bewohnerin, Frau Zajic, mag wirklich eine eher gemächliche Arbeitsweise, langsame Bewegungen und viel Berührung. Dann bleiben Abwehr und Verkrampfung jedoch weg, was auch Zeit und Stress auf beiden Seiten erspart. Frau Maier bevorzugt sowieso eine zügige (nicht hektische) Arbeitsweise. Es ist bei beiden Bewohnerinnen nicht mit einem vermehrten Zeitaufwand bei der *Emp-Pflege* zu rechnen.

(▶ Kap. 13, *Beglaubigte Berichte*)

5.2 Mehr als erwartet

Manchmal sind die Reaktionen auf die empathische Anwendung der *Emp-Pflege* wirklich überraschend. Das untenstehende Beispiel soll das noch einmal verdeutlichen.

Es kommen folgende Schwerpunkte zum Tragen:

- *Wahrnehmung der Stimmung*
- *Empathischer Kontakt*
- *Auf Äußerungen eingehen bei stark verwirrten Menschen*
- *Führung übernehmen*
- *Mehrdeutige Antworten*
- *Sich verbünden*

Beispiel aus der Praxis – Frau Weiss

Frau Weiss ist verwirrt in fortgeschrittenem Stadium. Sie kann noch gut Worte formulieren, benutzt teilweise aber auch Neuwortbildungen.

Wenn sie angesprochen wird, antwortet sie sehr freundlich mit *»ja gäll«*, oder *»das isch guet«*. Es ist aber leicht zu erkennen, dass es sich um freundliche Floskeln handelt, die nicht im Zusammenhang mit dem Inhalt stehen. Fragt die Pflegende, ob sie Frau Weiss waschen dürfe, ist diese sofort einverstanden und kommt mit. Meistens wehrt sie sich aber verbal und mit Händen und Füssen gegen die Pflege. Sie versteht offensichtlich nicht, was mit ihr passiert.

Bei einer Praxisbegleitung lerne ich Frau Weiss kennen. Ich nehme *Empathischen Kontakt* auf und lasse der Bewohnerin Zeit, mich wahrzunehmen. Mit wenigen Worten und anhaltendem Augenkontakt informiere ich, dass ich sie pflegen möchte. Frau Weiss scheint mehr auf meine Stimme zu hören als den Inhalt der Worte zu verstehen. Ich bin *hinhörend* bei ihr, *nehme also Worte und Gesten von ihr als Chance wahr* und gehe einfühlend darauf ein. Wenn ich Wörter mit Neuwortbildungen von ihr nicht verstehe, gehe ich auf ihren Tonfall ein. Es ist mir wichtig, dass Frau Weiss mich in ihrer Gefühlswelt angenehm wahrnimmt. So gelingt es, Hände und Gesicht zu waschen. Beim Gesicht gibt sie sonst oft Widerstand. Ich informiere kurz, dass ich den Reißverschluss (des geschlossenen Bodys) öffnen werde. Im selben Moment streife ich ihr den Body ab, sodass sie oben ausgezogen ist. Erwartungsgemäß schimpft Frau Weiss jetzt heftig. Dadurch gibt sie mir die Möglichkeit, mich mit ihr zu verbünden: *»Das wollten Sie nicht – so etwas!«*, bestätige ich sie. Gleichzeitig lege ich ihr das vorher bereitgelegte Badetuch um die Schultern und sage: *»Ist es so besser?«* Ich achte darauf, dass ich von vorne bei ihr bin und einfühlenden Augenkontakt halten kann. Das hilft ihr und sie scheint in mir wieder ein wohlwollendes Gegenüber zu sehen. Jetzt lässt sie sich den Oberkörper waschen. Ich nehme ihre verbalen und nonverbalen Äußerungen weiterhin als Chance wahr und gehe empathisch darauf ein.

(▶ Kap. 4.9.1, *Auf Äußerungen eingehen, bei desorientierten Menschen*)

Der Kontakt ist jetzt wirklich gut. Sie sieht in mir offensichtlich jemanden, der zwar etwas an ihr macht, das sie höchstens teilweise verstehen kann, dem sie jedoch trotzdem vertrauen kann. Wenn das *Sich-völlig-unverstanden-Fühlen* dem *Vertrauen-Finden* Platz macht, werden manchmal Ressourcen freigesetzt, die im Alltag mit Angst und *Sich-unverstanden-Fühlen* verdeckt sind. Mit diesem Wissen kann ich versuchen, ob die Bewohnerin jetzt meine Worte besser verstehen kann. »*Noch den Pullover anziehen*«, erkläre ich und halte ihn hin. Sie schlüpft selbst in die Ärmel und möchte den Pullover sogar über den Kopf ziehen, schafft es aber nicht ganz. Sofort helfe ich ihr, denn das Gefühl, etwas zu wollen, es aber nicht umsetzen zu können, kann Verunsicherung auslösen und könnte den guten Kontakt zwischen uns trüben. Jetzt kommt der erfahrungsgemäß ganz schwierige Moment für Frau Weiss: Die Einlage öffnen und wegnehmen. Ich achte in dem Moment besonders auf *Empathischen Augenkontakt* und sage einfach: »*Darf ich das wegnehmen?*« Auch die Intimtoilette ist sehr schwierig für die Betroffene, da sie ja nicht einordnen kann, warum so etwas Persönliches an ihr gemacht wird. Ich nehme wieder Augenkontakt auf und spreche sie bewusst höflich an: »*Entschuldigung, darf ich hier noch waschen? … Darf ich hier abtrocknen? … Geht es so?*« Wie genau sie meine Worte versteht, weiß ich nicht. Sicher hört sie aber aus meinem Tonfall meine innere Haltung heraus. Der Kontakt ist jetzt so gut, dass sie bei der Intimtoilette keinen Widerstand leistet. Es ist offensichtlich, dass sie mich als wohlwollendes Gegenüber wahrnehmen kann.

Später in der Pflege halte ich ihr die Jeans hin und sage: »*Noch die Hose.*« Jetzt geschieht es, dass ihre Ressourcen, die punktuell noch vorhanden sind, voll freigesetzt werden. Sie nimmt mir die Hose aus der Hand und schlüpft gezielt zuerst in das eine Hosenbein, dann in das andere. Danach schiebt sie das Unterhemd schön in die Hose und macht problemlos den Reißverschluss zu. Dabei kann ich sie mit anerkennenden Worten unterstützen: »*Genau, da hinein steigen … Sie machen das gut … Zumachen ist auch gut.*« Lieber nur Satzteile aussprechen, die sie erfassen kann, als schöne ganze Sätze, die sie nicht erfasst und sie darum verunsichern. Nachdem Frau Weiss sich ordentlich die Hose angezogen hat, strahlt sie und scheint sehr zufrieden mit sich selbst zu sein.

Im Anschluss höre ich, dass die Bewohnerin schon sehr lange Zeit nicht mehr in dieser Weise bei der Pflege mithelfen konnte.

Es wäre jedoch schade, bei der nächsten Gelegenheit wieder etwas in ähnlicher Weise zu erwarten. Vielleicht war es einmalig, dass die Bewohnerin so gezielt mithelfen konnte. Es kann auch wieder in ähnlicher Weise geschehen. Das ist nicht entscheidend, sondern dass die Bewohnerin die Pflegende als wohlwollendes Gegenüber erfahren kann und sich darum entspannter und sicherer fühlt.

Nach drei Monaten treffe ich einige Pflegende dieser Abteilung. Sie berichten, dass die Pflege von Frau Weiss jetzt viel weniger problematisch sei.

(▶ Kap. 13, *Beglaubigte Berichte*)

6   Grenzen der *Emp-Pflege*

Auch wenn mit der *Emp-Pflege* zahlreichen betagten Menschen selbst in sehr herausfordernden Situationen geholfen werden konnte, möchte ich nicht in Anspruch nehmen, dass dem immer so sei. Mit Abstand der häufigste Grund, warum betagten Menschen mit der *Emp-Pflege* nicht geholfen werden kann, liegt jedoch nicht im Konzept selbst, sondern darin, dass dieses nur unregelmäßig oder ohne wirkliche Empathie umgesetzt wird.

Dennoch habe ich vereinzelt miterlebt, dass Menschen nur ganz begrenzt auf die *Emp-Pflege* reagierten, wie die folgenden Beispiele zeigen.

Beispiel aus der Praxis – Frau Egger

Frau Egger ist verwirrt in fortgeschrittenem Stadium. Sie redet mit vielen Neuwortbildungen und ist vollständig auf die Fürsorge des Pflegepersonals angewiesen. Sie wehrt sich massiv mit Händen und Füßen gegen die Körperpflege und schimpft dabei in aggressivem Ton. Mit großer Wahrscheinlichkeit sieht sie sich immer noch als kompetente Geschäftsfrau, die alles im Griff hat. Meistens wird sie zu zweit gepflegt.

Wenn sie alleine ist, ruft sie oft Pflegepersonen herbei: »*Chum, chum*«[4]. Kaum ist die Gerufene bei ihr, sagt sie vorwurfsvoll: »*Geh weg.*« Sie scheint zu fühlen, dass sie Hilfe braucht, kann das aber doch nicht zulassen.

Die Beziehung zu den Angehörigen ist angespannt. Früher, als Frau Egger noch in ihrem Haus wohnte, hatte sie kaum Be-

---

4 »Komm her«

such der Angehörigen empfangen, mit der Begründung: »*Die kommen ja nur, um zu sehen, wie viel sie erben können.*«

Es wird beschlossen, dass Frau Egger abwechslungsweise von drei Personen mit fundierten Erfahrungen in der *Emp-Pflege* gepflegt wird. In mehreren Praxisbegleitungen kann ich mich überzeugen, dass diese Pflegenden die passenden Schwerpunkte anwenden und mit großer Empathie umsetzen. Die Abwehr der Bewohnerin kann trotzdem nur bedingt aufgefangen werden. Sie verhält sich nach wie vor aggressiv bei der Pflege, wenn auch nicht jedes Mal gleich stark.

Im Laufe der weiteren Monate nimmt die Abwehr von Frau Egger doch vermehrt ab. Die tiefe Einfühlung der *Emp-Pflegenden* kommt auch dadurch zum Tragen, dass sie erkennen, dass Frau Egger sich ruhiger verhält, weil sie schwächer geworden ist und nicht, weil sie sich durch die *Emp-Pflege* wesentlich besser fühlt. Es beeindruckt mich, dass die Pflegenden das unterscheiden können.

Die *Konzentrierten Zuwendungen*, also gezielte, auf die Bewohnerin abgestimmte Zuwendung außerhalb der Pflege, kann Frau Egger mit der Zeit jedoch gut annehmen. Sie scheint sich dabei wohl zu fühlen. Die Ablehnung während der Pflege hat nur bedingt abgenommen.

Etwa nach einem Jahr besuche ich anlässlich einer Praxisbegleitung Frau Egger noch einmal. Ich betrete in Begleitung von zwei *Emp-Pflegenden* das Zimmer. Die Bewohnerin ist jetzt sehr schwach, sitzt leichenblass und sehr abgemagert in ihrem Lehnstuhl, zittert am ganzen Körper und macht ruckartige Bewegungen in die Luft, wie wenn sie unsichtbare Gegner abwehren würde. Wir beschließen, uns ruhig zu ihr zu setzen und einfach aufzunehmen, was wir sehen. Es berührt uns sehr, wie diese Frau anscheinend leidet. Einem Impuls folgend frage ich die beiden anwesenden Emp-Pflegenden, ob ich mit Frau Egger beten dürfe. Sie sind einverstanden und möchten auch dabeibleiben.

Es ist ein einfaches Gebet: »*Ich danke Dir, lieber Gott, dass Du Frau Egger geschaffen hast. Darum weißt Du am besten, was sie jetzt braucht. Danke, dass Du die Trennung von uns Menschen zu Dir durch den Opfertod von Jesus hinweg ge-*

nommen hast. Wir befehlen Dir Frau Egger an und bitten Dich, dass Du ihr Deinen Frieden gibst.«

Eine Kollegin kann beobachten, wie die Bewohnerin sich während dem Gebet entspannt.

Nach weiteren Monaten bekommt Frau Egger eine Lungenentzündung. Es wird angenommen, dass sie bald sterben kann. Der Gesundheitszustand stabilisiert sich aber noch einmal. Frau Egger kann in dieser letzten Zeit die Pflege in Ruhe annehmen.

Wenige Tage vor ihrem Tod sagt sie zu ihrer Tochter: *»Lade alle ein, ich will ein großes Fest machen.«* Es ist sehr erstaunlich, dass die Bewohnerin sich so klar und in einem vollständigen Satz äußern kann. Das war schon sehr lange nicht mehr der Fall. Ich nehme dies als Zeichen, dass Frau Egger doch noch Frieden in Bezug auf ihre Angehörigen und mit Gott finden konnte.

(▶ Kap. 13, *Beglaubigte Berichte*)

7 Wenn die passenden Schwerpunkte nicht gefunden werden

Am Anfang meiner Tätigkeit als Kursleiterin war ich daneben noch in Teilzeit als Nachtwache angestellt. Obwohl mir dieses Konzept ja bestens vertraut war, stieß ich an Grenzen.

Beispiel – Frau Smit

Frau Smit, dement in fortgeschrittenem Stadium, war oft mürrisch, wenn ich ihr in der Nacht die Einlage wechselte. Sie schimpfte, dass das nicht nötig sei (obwohl die Einlage tropfte), dass sie ihre Ruhe haben wolle oder dass ich ihr weh tue. Es schien aber nicht so, als ob ihr etwas Schmerzen verursachte, sie wollte einfach schimpfen. Ich versuchte immer wieder den Schwerpunkt *Auf Äußerungen eingehen* anzuwenden. »*Sie mögen es nicht, wenn Sie gestört werden … Es tut mir leid, ich möchte Ihnen nicht weh tun.*« Ihr Schimpfen blieb aber meistens unverändert. Endlich merkte ich, dass ich nicht den passenden Schwerpunkt für sie fand. Ich versuchte es mit *Führung übernehmen*: Ich war freundlich, sagte aber mit Sicherheit, dass ich die Einlage wechseln werde und arbeitete zügig. Die Handlung war schnell erledigt und ich konnte ihr zeigen, dass ich ihr wohlgesinnt war, indem ich noch eine gute Nacht oder frühmorgens einen schönen Tag wünschte und Ähnliches. Frau Smit blieb freundlich und schien ganz zufrieden. Sie war offensichtlich mehr dement, als ich erkannt hatte. Darum suchte sie nicht Verständnis für ihr Unwohlsein (Schimpfen), sondern sie brauchte das sichere Gefühl, dass alles in Ordnung sei.

Führung übernehmen darf aber nicht verwechselt werden mit Über-den-Kopf-einer-Bewohnerin-hinweg-Bestimmen.

(▶ Kap. 4.4, *Führung übernehmen*)

8 Sie haben Experten unter sich

Wenn die passenden Schwerpunkte für eine Bewohnerin nicht gefunden werden, können sich Pflegende oft gegenseitig unterstützen.

Beispiel – Herr Bader

Anlässlich eines Kurses bespreche ich mit einigen Pflegenden den Umgang mit Herrn Bader. Er wird als grobschlächtig und reizbar geschildert. Eine Pflegende berichtet, dass der Bewohner bei ihr anders reagiere und gut auf sie anspreche. Oft werden solche Begebenheiten mit Sympathie begründet oder dass die *PP* einer Angehörigen des Betroffenen ähnlich sehe usw. Ich glaube, dass solche Situation sehr wenig mit äußeren Umständen zu tun haben. Beim genauen Hinsehen kann ich immer wieder beobachten, dass bestimmte Pflegende einfach den passenden Umgang mit einer herausfordernden Bewohnerin gefunden haben. Manchmal sind sie sich dessen gar nicht bewusst.

In der gleichen Institution lebt Herr Kraft, der sehr bestimmend und fordernd sei. Eine *PP* berichtet, dass sie zu Herrn Bader keinen Zugang gefunden habe, die Pflege von Herrn Kraft aber bei ihr problemlos verlaufe. Solche Situationen begeistern mich. Ich zeige diesem Team auf, welche Chance es für sie ist, wenn sie solche Ereignisse nicht dem Zufall zuordnen, sondern beobachten, auf was die betroffenen Bewohner so gut reagieren. So können sie voneinander lernen.

Ich konnte aber auch schon beobachten, dass eine Pflegende sehr bestimmend, ja überfahrend auftritt. Sie nimmt auch in Anspruch, dass eine Bewohnerin, die sonst viel Widerstand gebe, bei ihr keine Probleme zeige. Aus meiner Sicht gibt die Bewohnerin bei dieser Pflegenden weniger Widerstand, weil sie eingeschüchtert ist. Das gilt es natürlich zu vermeiden. In der *Emp-Pflege* geht es nicht darum, dass eine Pflege einfach unproblematisch verläuft, sondern, dass die Bewohnerin sich während der Pflege wohl fühlt und als Folge davon die Verhaltensauffälligkeit abnimmt.

9 Den Willen betagter, auch dementer Menschen respektieren

Verwirrte Menschen wissen selbst, was sie wollen oder eben nicht wollen. Der Intellekt nimmt ab, aber Bedürfnisse und Gefühle bleiben erhalten. Die Pflegenden sind dazu da, der verwirrten Person zu dem zu verhelfen, was sie möchte und nicht, um mit ihr zu tun, was die *PP* für wichtig hält. Natürlich ist das nicht immer möglich. Eine volle Einlage muss gewechselt werden, auch wenn die betroffene Person das nicht möchte. Beim genauen Hinschauen ist es aber viel öfter möglich, der Bewohnerin ihren Willen zu lassen, als es häufig praktiziert wird.

Wie oft habe ich zum Beispiel erlebt, dass betagte Menschen zum Gehtraining genötigt werden. Der Zeitpunkt kommt doch früher oder später, wo die gehbehinderte oder stark demente Person nicht mehr gehen kann. Die Betroffene soll selber bestimmen, wann sie das möchte. Sie will nicht fremdbestimmt sein.

10 Medikamente optimal einsetzen

> Gezielte Anpassungen können das Wohlbefinden wesentlich steigern.

Die Hilfe durch genügend Schmerzmittel, Psychopharmaka und Antidepressiva findet oft zu wenig Beachtung in Institutionen für betagte Menschen!

Es ist mit Recht verpönt, Menschen mit Medikamenten vollzustopfen, sodass sie apathisch werden. Darum geht es nicht, sondern: Menschen sollen in ihren Schmerzen, ihrer Unruhe, Sorge oder Schlaflosigkeit medikamentös optimale Hilfe erhalten, was ihnen auch zusteht.

Beispiele aus der Praxis

Eine Frau liegt jede Nacht stundenlang wach. Sie rüttelt am Bettgitter und klopft oder ruft immer wieder. Laut ihrer eigenen Aussage will sie die Nachtwache damit veranlassen, ständig in ihrer Nähe zu sein. Wiederholt wurde der Arzt gebeten, ein Schlafmittel zu verordnen, was nicht bewilligt wurde.

Ich äußere meine Meinung, dass es nicht darum gehe, was die Überzeugung des Arztes bezüglich Schlafmitteln sei, sondern dass diese Frau ein Mittel zum Schlafen brauche und zwar jetzt. Dank der neuen Entschlossenheit der Stationsleiterin wird das Schlafmittel sofort verordnet. Das oben beschriebene Problem ist ab dem Zeitpunkt vollständig behoben.

Ein Mann ist seit längerer Zeit verbal aggressiv, besonders gegen die Pflegenden, aber auch gegen Mitbewohnerinnen. Daneben klagt er, dass sein Dasein keinen Sinn habe. Er wünsche sich, sterben zu können. Er erhält weder Psychopharmaka noch Antidepressiva.

Meine demenzkranke Mutter schlief die letzten Monate ihres Lebens bis zu 15 Stunden am Tag. In der allerletzten Phase entdeckte ich eine wunde Stelle an ihrer Nase. Darum fragte ich die Pflegenden, ob sie nachts wach liege und sich an dieser Stelle reibe. Dies wurde bestätigt. Obwohl sie am Tag immer noch viel schlief, wollte ich auf keinen Fall, dass sie häufiger in den Rollstuhl gesetzt werde, um sie wach zu halten, da sie doch viel schlafen wollte. Ich verlangte aber, dass sie ein Schlafmittel erhalte, damit sie weiterhin ruhige Nächte haben durfte.

Wiederholt erlebe ich, dass betagte Menschen mit starken rheumatischen Leiden, die viel über Schmerzen klagen, nur ein schwach wirkendes Schmerzmittel erhalten.

Ich könnte noch zahlreiche Beispiele nennen, wo mit den passenden Medikamenten betagten Menschen rasch und wesentlich geholfen werden konnte. Es scheint mir jedoch sinnvoller, wenn Sie sich selbst fragen, ob bei Bewohnerinnen an Ihrem Arbeitsplatz eine Optimierung der Medikamente erforderlich sein könnte. Auch Pflegehilfen können wichtige Beobachtungen und Hinweise in der Teambesprechung oder beim Gespräch mit der Stationsleitung weitergeben. Die passenden Medikamente alleine helfen betagten Menschen natürlich nicht umfassend. Der empathische Umgang ist immer wichtig.

Es ist aber auch möglich, dass eine Bewohnerin medikamentös gut eingestellt war, aber das Medikament mit der Zeit nicht mehr die volle Wirkung erbringt. Eine erneute medikamentöse Einstellung kann erforderlich werden.

Das passende Medikament und die richtige Dosis muss oft in kleinen Schritten und unter verschiedenen Medikamenten gesucht werden. Das kann sich über Wochen erstrecken. Eine Fachperson aus der Gerontopsychiatrie oder eine Rheumatologin kann unterstützend hinzugezogen werden. Diese Bemühungen lohnen sich sehr für die Betroffenen. Auch für die Mitbewohnerinnen, das Pflegepersonal und die Angehörigen ist es entlastend, wenn Menschen ruhiger werden können oder weniger klagen müssen, weil ihnen medikamentös geholfen werden konnte.

11. Bildung eines *Emp-Teams*

> Wenige Pflegende, die in guter Absprache gezielt die Emp-Pflege umsetzen.

Betagte Menschen, die Verhaltensauffälligkeiten aufweisen oder dazu neigen, sollten für einige Monate regelmäßig gezielte *Emp-Pflege* erhalten, damit die Verhaltensauffälligkeiten teilweise oder umfassend abgelegt werden können.

Folgendes Vorgehen hat sich bewährt

Innerhalb eines Abteilungs-Teams bildet sich ein sogenanntes *Emp-Team*.

Drei bis vier Pflegende wechseln sich in der Pflege bestimmter verhaltensauffälliger Bewohnerinnen ab. Sie erfüllen ein durchschnittliches Pflegepensum, pflegen also daneben auch andere Bewohnerinnen.

Auswahl-Kriterien eines Mitglieds des *Emp-Teams*

- Großes Einfühlungsvermögen, *empathische Fähigkeiten*.
- Belastbarkeit, *wenig persönliche Probleme*.
- Bereitschaft, *vermehrt verhaltensauffällige Bewohnerinnen zu pflegen*. (Dass Verhaltensauffälligkeiten abnehmen, ist auch motivierend.)
- Vertraut sein *mit dem Konzept Emp-Pflege* (Studieren dieses Buches).

- Auch Teilzeit-Pflegende eignen sich gut.
- Es ist keine Fortbildung mit Erlangen von Bildungspunkten notwendig.

Zusammenarbeit des *Emp-Teams*

- Es hat sich bewährt, wenn das *Emp-Team* regelmäßige (zum Beispiel monatliche) Sitzungen abhält. Dabei können die *Emp-Pflegenden* sich über ihre Erfahrungen austauschen.
- Vorgehensweisen in der *Emp-Pflege* werden am besten kurz schriftlich festgehalten und bei der nächsten Sitzung überprüft.
- Eine Pflegende aus dem *Emp-Team* sollte von der Abteilungsleitung und/oder dem *Emp-Team* dazu bestimmt werden, die Koordination der Gruppe zu übernehmen und die Treffen zu leiten.
- Es hat sich bewährt, dass über die *Emp-Pflege* regelmäßig (zum Beispiel einmal in der Woche) in der Teambesprechung informiert wird.
- Ebenfalls als wesentlich hat sich erwiesen, dass die *Emp-Pflege* von der Stationsleitung mitgetragen wird.

Vorschlag

Bei jeder *Emp-Pflege-Sitzung* ein Kapitel aus diesem Buch besprechen. Dies kann abwechslungsweise von einem Mitglied des *Emp-Teams* vorbereitet werden. Bei einer Sitzung gleich vereinbaren, wer bis zur nächsten Besprechung welches Kapitel vorbereitet.

12   Anmerkungen

Zeitfrage

Emp-Pflege ist keine Frage der Zeit. Die Schwerpunkte werden während der alltäglichen Pflege im üblichen Zeitrahmen ausgeführt. Fließendes, eher zügiges (aber nicht hektisches) Arbeiten ist erforderlich, weil das der Bewohnerin Sicherheit vermittelt. Einzig *Konzentrierte Zuwendung* erfordert minimal zusätzliche Zeit, nämlich drei bis fünf Mal pro Tag 30 Sekunden bis 3 Minuten. Abnahme von Aggressionen, Verkrampfungen und Unruhe ersparen auch Zeit. Die Praxis hat immer wieder gezeigt, dass insgesamt mit keinem vermehrten Zeitaufwand zu rechnen ist.

Mit *Empathischer Pflege* kann kaum geschadet werden

Die Schwerpunkte können auch ohne Erfahrung ausprobiert werden. Wenn Sie nicht auf Anhieb das Richtige finden oder den gewählten Schwerpunkt mit wenig Empathie anwenden, werden Sie damit wenig Erfolg haben. Es wird der Bewohnerin aber kaum schaden. Mit der Erfahrung wächst natürlich auch die Sicherheit, die *passenden Schwerpunkte* zu finden und diese auch *wirklich empathisch* anzuwenden.

Der springende Punkt

Die Schwerpunkte sind teilweise leicht umzusetzen. Viele finden die *Emp-Pflege* interessant, setzen sie um und machen auch gute Erfahrungen.

Das empathische und regelmäßige »Dranbleiben« ist entscheidend. Wenn Sie die *Emp-Pflege* ein Jahr, nachdem Sie sie kennen gelernt haben, immer noch mit Überzeugung umsetzen, sind Sie wahrscheinlich speziell empathisch begabt. Sie können Verhaltensauffälligkeiten bei (verwirrten und orientierten) betagten Menschen auffangen.

Sich mit dem Stoff befassen

Erfahrungsgemäß verblasst jedes Konzept, wenn man sich nicht wiederholt damit auseinandersetzt.

Wenn Sie die *Emp-Pflege nach bat* längerfristig umsetzen wollen, ist es empfehlenswert, sich immer wieder mit diesem Buch zu befassen.

Weiterbildung *Emp-Pflege*

Schon frühzeitig hatte ich den Wunsch, Pflegende auszubilden, welche nach meiner Pensionierung dieses Konzept weiter unterrichten. Leider ist mir das nicht gelungen.

Ich arbeitete mit vielen sehr begabten Pflegenden zusammen, doch keine von ihnen traute sich zu, eine Gruppe von Pflegenden zu unterrichten.

Ich bin fest davon überzeugt, dass Pflegende anhand dieses Buches lernen können, das Konzept der *Emp-Pflege* in der alltäglichen Pflege umzusetzen, sofern sie gewillt sind, die einzelnen Schwerpunkte zu studieren und in der alltäglichen Pflege einzuüben. Eine wesentliche Hilfe dabei scheint mir die Zusammenarbeit in einem *Emp-Team* (▶ Kap. 11).

13 Beglaubigte Berichte

Die in diesem Buch beschriebenen *Beglaubigten Beispiele aus der Praxis*, fanden in einer der folgenden Institutionen statt.

- Alters- und Pflegeheim Gundeldingen, Bruderholzstrasse 104, 4053 Basel, CH
- Alters- und Pflegeheim Heimetblick, Dufourstrasse 8, 4562 Biberist, CH
- Altersheim Eichi, Grafschaftsstrasse 53, 8172 Niederglatt, CH
- Wohn- und Pflegezentrum Luegenacher, Sennhofweg 12, 4852 Rothrist, CH
- Alterszentrum Lindenhof, Lindenhofstrasse 18, 8153 Rümlang, CH

Bei Beispielen aus der Praxis (beglaubigte Berichte) wurden Namen, zum Teil das Geschlecht und wo nötig Äußerlichkeiten so abgeändert, dass die betroffenen Personen nicht erkannt werden können. Die beschriebene Problematik und die Umsetzung der *Empathischen Pflege* sind jedoch den Tatsachen entsprechend geschildert.

Die Originale der beglaubigten Berichte sind im Kohlhammer-Verlag archiviert.

Stichwortverzeichnis

A

Aktivierende Pflege 62
Alleinsein 118, 121
Anerkennen 75
Anteilnahme 45
Aufmerksamkeit 47
Augenkontakt 31, 38

B

Bedürfnisse 17
Beglaubigte Berichte 150
Beiläufige Blickkontakte 114
Beispiele aus der Praxis 12
Betreuende Pflegende 50
Bettwärme 55

D

Desorientierte Menschen 77
Diskrete Berührung 32

E

Einladen 83
Einwände 107
Empathie 9, 24
Empathischer Kontakt 31
Emp-Pflege nach bat 12
Emp-Team 14, 146

Erfolgserlebnisse 78
Experten 140

F

Fehler 94
Führung 56

G

Grenzen 136

H

Haltung 13
Handelnde Pflegende 51
Hilfsmittel 53

K

Konzentrierte Zuwendung 105
Kritische Stimmen 54

M

Medikamente 143

N

Nachfragen 75
Nonverbale Äußerungen 28

P

Pflegehandlung 26
Pflegesequenz 125
PP 12

R

Reaktionen 46
Reklamation 90
Ruhige Stimme 34

S

Schamgefühle 26
Selbstwertgefühl 28
Sicherheit 13
Stimme 31
Stimmung 43
Sympathie 24

U

Unterbrechungen 29

V

Verbünden 63
Verluste 15
Verwirrung 16

W

Wahrnehmen 32
Weibliche Form 12
Wellenlänge 25, 27
Wertschätzung 56
Wille 142
Würde 13

Z

Zeitaufwand 14
Zeitfrage 110, 148

Dank

Ich danke der Leitung und den Pflegenden in den oben (▶ Kap. 13) aufgeführten Institutionen für die gute, zum Teil langjährige Zusammenarbeit. Danke für Ihre schriftliche Einwilligung zur Veröffentlichung der im Buch beschriebenen »Beglaubigten Berichte«.

Dieses Pflegekonzept konnte entwickelt werden dank der tatkräftigen Unterstützung meines Ehepartners Pius Bausch. Dir gilt mein besonderer Dank. Meine Schwestern und unsere drei erwachsenen Kinder haben mich immer wieder ermutigt. Dies hat mir geholfen, dran zu bleiben. Ganz wichtig war für mich die Zusammenarbeit mit den Pflegenden in den verschiedenen Institutionen. Über die ganze Zeit habe ich von ihnen gelernt und mich von ihnen unterstützen und ergänzen lassen. Vielen Dank.

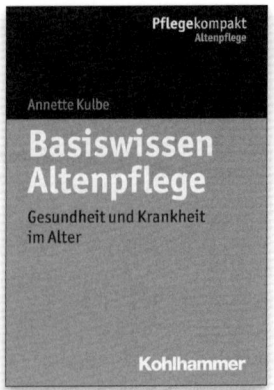

Annette Kulbe

Basiswissen Altenpflege

Gesundheit und Krankheit im Alter

2017. 133 Seiten, 21 Abb., 6 Tab. Kart. € 16,–
ISBN 978-3-17-031759-8

Pflegekompakt

auch als EBOOK

Altenpflege wird immer umfangreicher und spezieller. Insbesondere für diejenigen, die in der täglichen Pflegepraxis mit alten Patienten und Bewohnern arbeiten. In der ambulanten und stationären Altenpflege, der geriatrischen Pflege in Krankenhäusern, Tageskliniken oder in Pflegeheimen für Menschen mit Demenz stehen Lebenswelt, Wünsche und Ängste alter Menschen im Vordergrund. Dieses kompakte Buch für die Kitteltasche gibt einen schnellen Überblick über die spezielle Pflege alter Menschen und liefert dabei unerlässliches Basiswissen über Alter(n), Gesundheit, typische Alterskrankheiten und Demenz.

Annette Kulbe, Dipl.-Pädagogin mit Ausbildung in humanistischer Gesprächsführung und Gestalttherapie, ist im kirchlich-sozialen Bereich tätig. Als Krankenschwester/Sterbebegleiterin mit Palliative Care arbeitete sie in der Onkologie und in Hospizen.

W. Kohlhammer GmbH
70549 Stuttgart

Kohlhammer

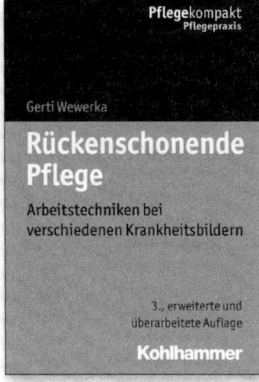

Gerti Wewerka

Rückenschonende Pflege

Arbeitstechniken
bei verschiedenen
Krankheitsbildern

*3., erweiterte und
überarbeitete Auflage
164 Seiten, 130 Abb.
Kart. € 19,–
ISBN 978-3-17-032970-6*

Pflegekompakt

Rückenschmerzen sind ein weit verbreitetes Problem unter Pflegenden. Neben Informationen aus der allgemeinen Rückenschule werden in diesem Buch Techniken und Arbeitshilfen vorgestellt und erläutert, die aufzeigen wie Pflegende im Berufsalltag oder auch pflegende Angehörige zu Hause möglichst kräfte- und rückenschonend vorgehen können, um Patienten mit Bewegungseinschränkungen zu mobilisieren. Außerdem werden Hilfsmittel vorgestellt, die in bestimmten Fällen zur Arbeitserleichterung beitragen können. Gezielte Übungsanleitungen zur Selbsterfahrung regen zum eigenen Training an. Neu in der 3. Auflage sind Übungsvorschläge für das Gleichgewicht und eine Erweiterung des Kapitels Hilfsmittel.

Gerti Wewerka, MSc, ist leitende Physiotherapeutin der Universitätsklinik für Geriatrie an der Christian Doppler Klinik in Salzburg.

W. Kohlhammer GmbH
70549 Stuttgart

Kohlhammer

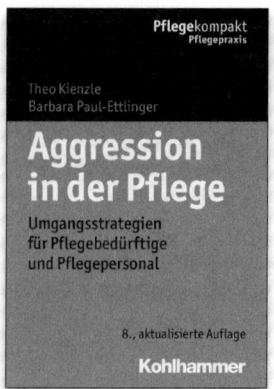

Theo Kienzle/
Barbara Paul-Ettlinger

Aggression in der Pflege

Umgangsstrategien
für Pflegebedürftige und
Pflegepersonal

8., aktualisierte Auflage 2017
159 Seiten, 3 Abb.,
3 Tab. Kart. € 15,–
ISBN 978-3-17-029160-7

auch als EBOOK

Pflegekompakt

Dieses Buch ist eine praxisnahe Arbeitshilfe zum professionellen Umgang mit Aggressionen in der Pflege. Es zeigt mögliche Arten der Aggression von kranken, behinderten oder alten Menschen gegen die Mitarbeiter auf. Es bietet psychologische Erklärungen sowie juristische Hilfestellungen für den Erwerb sozialer Kompetenzen, damit Angriffe nicht persönlich genommen und eigenes Handeln hinterfragt werden kann, und zur Information darüber, welche Mittel Pflegende bei der Gewaltabwehr einsetzen dürfen.

Theo Kienzle ist Jurist (Spezialgebiete: Sozial-, Medizin-, Betreuungs- und Arbeitsrecht) und Dozent an diversen Aus-, Fort- und Weiterbildungseinrichtungen des Gesundheitswesens. **Barbara Paul-Ettlinger** (†) Dipl.-Psychologin und Pädagogin (PH), unterrichtete Psychologie, Gerontologie und Kommunikation an Fachschulen und Fortbildungseinrichtungen des Gesundheitswesens.

W. Kohlhammer GmbH
70549 Stuttgart

Kohlhammer